Wacker

Basisch essen leicht gemacht

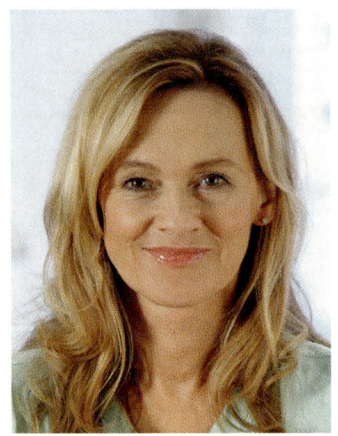

Sabine Wacker ist Heilpraktikerin mit Medizinstudium und erstem Staatsexamen. Sie hat sich auf Ernährungs- beratung und Entgiftung spezialisiert. Zusammen mit ihrem Mann hat sie Basenfasten – die Wacker-Methode® entwickelt. Sie ist Autorin mehrerer Bücher zu den Themenkreisen Basenfasten, Entgiften und Schüßler-Salze.

Sabine Wacker

Basisch essen leicht gemacht

Die beste Ernährung nach dem Basenfasten

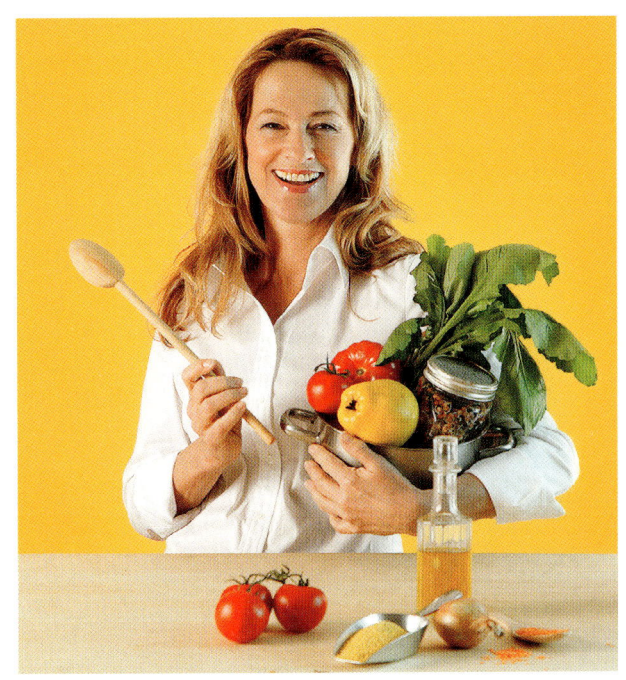

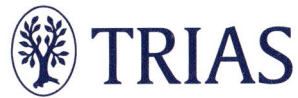

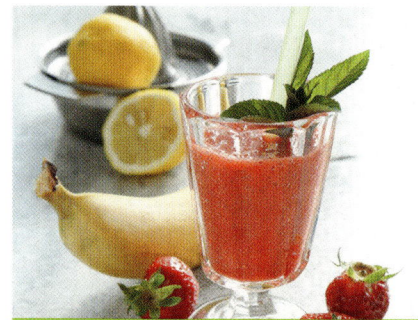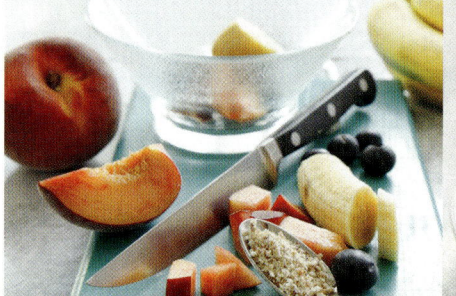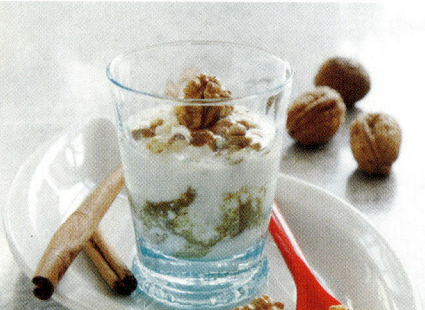

DIE THEORIE

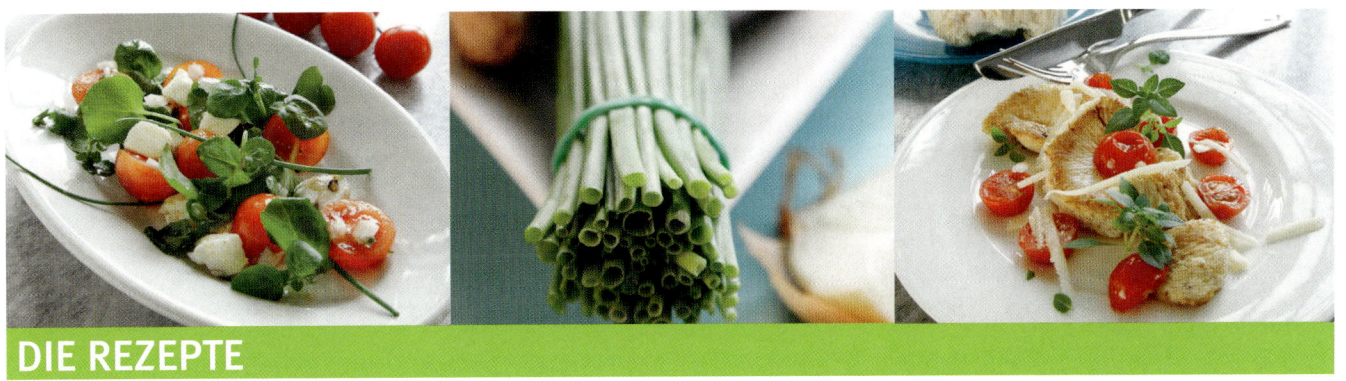

DIE REZEPTE

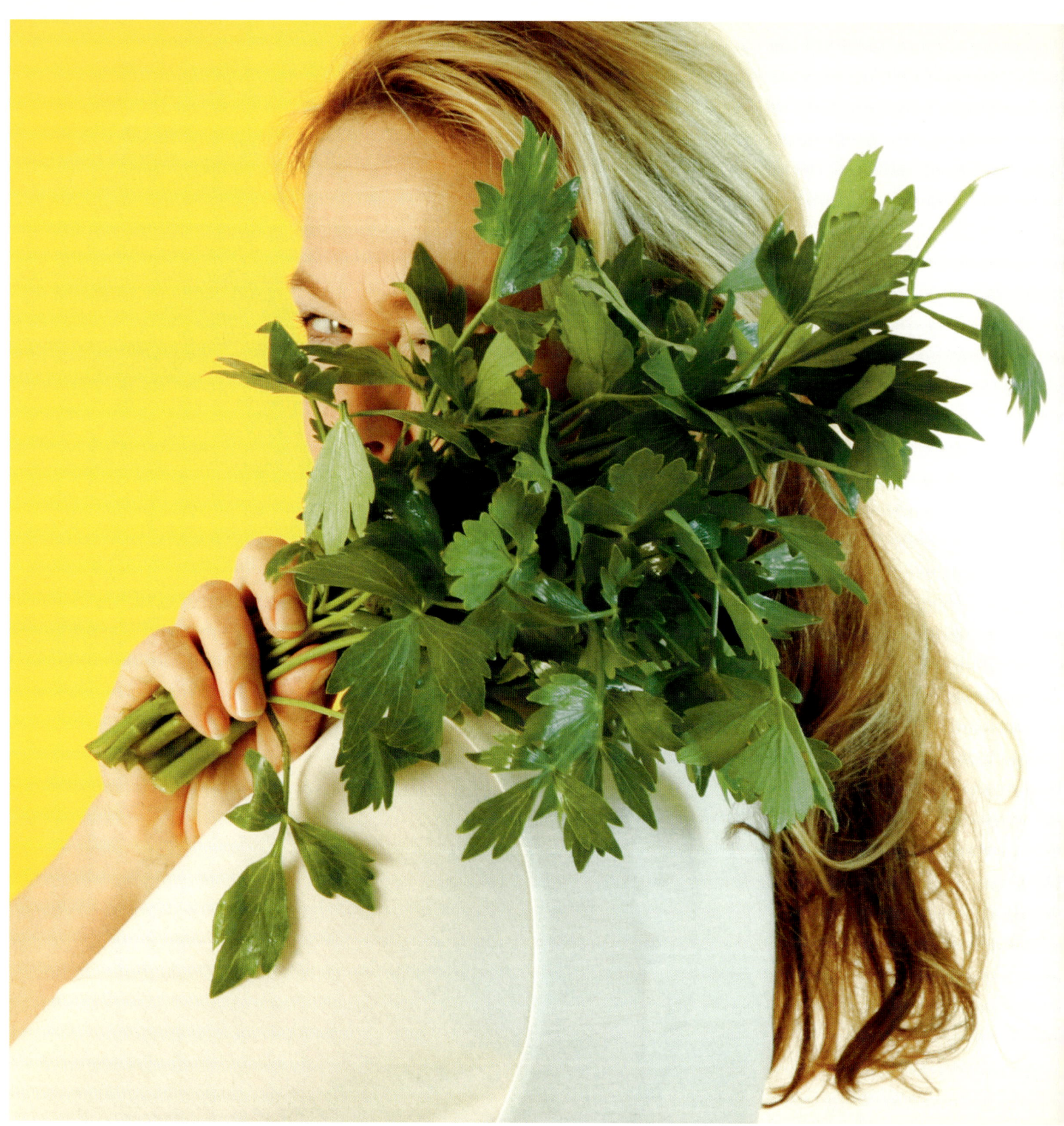

IST IHR LEBEN
AUCH ZU SAUER?

»Ich weiß ja, dass ich mich nicht so toll ernähre ... Ja, ich sollte eigentlich mal was tun für meine Gesundheit. Mehr Obst und Gemüse essen. Nun habe ich doch tatsächlich eine Woche Basenfasten geschafft. Doch wie geht es danach weiter? Ich will nicht, dass sich wieder die alten Säuresünden einschleichen. Wie kann ich es schaffen, basenreicher zu leben?« Wollen auch Sie Ihren Säure-Basen-Haushalt in Balance halten und den vielen Problemen, die eine säureüberschüssige Lebensweise mit sich bringt, die Stirn bieten? Dann kann dieses Buch zu Ihrem ständigen Begleiter im Alltag werden – ein Coach, der Ihnen hilft, die Säuren dauerhaft zu vertreiben.

Säuren, Basen und Ihre Gesundheit

Wenn Sie sich bislang um eine gesündere Ernährungsweise bemüht haben, haben Sie vermutlich darauf geachtet, weniger Fett und weniger Kohlenhydrate zu sich zu nehmen und den Obst- und Gemüseanteil zu erhöhen. Wahrscheinlich haben Sie sich auch bemüht, eher »gute« Fette aus pflanzlichen Ölen und weniger versteckte, tierische Fette zu essen. Und, da die Waage immer mal wieder bedrohliche Zahlen zeigt, versuchen Sie, Nahrungsmittel, die viele Kalorien enthalten, zu reduzieren. Doch sicher haben Sie bislang nicht darauf geachtet, Ihre Nahrungsmittel einmal in Bezug auf Säurebildung und Basenbildung zu betrachten. Dabei liegt im richtigen Verhältnis von Säuren und Basen in der Nahrung der Schlüssel zur Gesundheit.

Zivilisationskost macht auf Dauer krank

Schauen Sie sich einmal um in einem Supermarkt – oder in Ihrer Küche, wenn Sie sich noch nicht basisch ernähren: Wurst, Fleisch, Milch, Käse, Brot, Konserven, Fertigprodukte, Backwaren, Fertigsaucen, Ketchup, Süßigkeiten, Limonaden, Schokoladen, Chips, Kaffee, schwarzer Tee, Früchtetee, aromatisierte Tees, Bier, Wein, Sekt …

Das alles sind Säurebildner, und die meisten Menschen »ernähren« sich überwiegend davon. Ich nenne diese Ernährungsweise Zivilisationskost, denn sie prägt den Lebensstil der Industrienationen – der sogenannten zivilisierten Welt. Es ist das, was Menschen in den Industrieländern normalerweise zu sich nehmen. Was auffällt: Kaum ein Produkt ist ohne Zusatzstoffe zur Konservierung, Denaturierung, Aromatisierung oder zur Geschmacksverstärkung. Dabei werden Vitalstoffe wie Vitamine, Mineralstoffe und bioaktive Stoffe verändert oder gar zerstört.

Selbst wenn Sie im Supermarkt hin und wieder Obst und Gemüse einkaufen, muss man sich fragen, wie frisch es ist und wie viele Vitalstoffe es noch enthalten kann. Obst und Gemüse fristen meist ein trauriges Dasein. Dass die meisten Supermärkte inzwischen auch »bio« anbieten, hat daran leider nichts geändert, und auch in vielen Biosupermärkten sind die meisten Obst- und Gemüseangebote nicht sonderlich knackig. Kein Wunder, dass viele Menschen eher zu Tiefkühlkost greifen. Doch was bedeutet dieses Ernährungsverhalten für die Gesundheit? Welche gesundheitlichen Folgen diese Kost mit sich bringt, ist noch gar nicht abzusehen. Betrachtet man die Statistiken der vergangenen Jahrzehnte und die daraus erkennbaren stetigen Zunahmen von

▌ Stoffwechselerkrankungen, Allergien,
▌ Entzündungen, Hauterkrankungen,
▌ Gelenkerkrankungen, Herz-Kreislauf- und Gefäßerkrankungen sowie
▌ chronischen Schmerzen,

dann lassen sich Zusammenhänge mit der Ernährungsweise leicht erkennen. Dass über 50 % der Deutschen übergewichtig sind, und dieses Problem zunehmend Kinder und Jugendliche betrifft, steht in engem Zusammenhang mit Zivilisationskost.

Basisch lebt es sich leichter und gesünder

Fühlen Sie sich in letzter Zeit ständig müde und abgeschlagen? Ist Ihre Haut nicht mehr so rosig und strahlend wie früher? Platzt Ihre Hose verdächtig aus den Nähten? Dann wird dieses Programm Ihnen helfen, sich wieder leichter und fitter zu fühlen. Nicht nur das Körpergewicht, auch Ihr Gesundheitszustand profitiert davon, wenn Sie Ihre Ernährung basischer gestalten.

Die Basentheorie

Das Wissen um den gesundheitlichen Wert der Basen in der täglichen Nahrung ist schon über 100 Jahre alt, und wir verdanken es den akribischen Forschungen, Versuchen und Selbstversuchen von Carl Gustav Ragnar Berg, dass wir eine umfassende Lebensmitteltabelle haben, die Nahrungsmittel nach Säure- oder Basenüberschuss bewertet. Der schwedische Ernährungsforscher (1873–1956), der Entwickler der Basentheorie, lebte in Deutschland und beschäftigte sich schon früh mit der Nahrung in Bezug auf Säure- und Basenwirkung. Damals hatte man in der wissenschaftlichen Medizin gerade erkannt, wie bedeutsam Mineralstoffe für die Gesundheit sind. Vitamine wurden erst 1912 entdeckt.

Ragnar Bergs Basentheorie besagt, dass alle mit der Nahrung zugeführten Nährstoffe nur dann optimal ausgenutzt werden können, wenn gleichzeitig ein Basenüberschuss zugeführt wird.

Was Ragnar Berg damals noch nicht wissen konnte, ist, dass der Darmsaft, der die wichtigen eiweißspaltenden Enzyme enthält, basisch sein muss, um optimal zu arbeiten. Ragnar Bergs Empfehlung lautete, täglich fünfmal mehr Basen als Säuren aufzunehmen, damit die Nahrung optimal verwertet werden kann. Auf diese Empfehlung gehen all die 80/20-Regeln zurück, auch die aus unseren Büchern, die besagen, dass der Anteil der Basenbildner in der täglichen Nahrung bei etwa 80% liegen sollte. Er empfahl keineswegs nur Obst, Gemüse und Kartoffeln, er sprach sich auch für einen geringen Fleischanteil aus. Auch Eier, Milchprodukte, Getreide und Hülsenfrüchten befürwortete er, wenn auch in kleineren Mengen.

Die ersten Säure-Basen-Tabellen erschienen 1913. Auch wenn diese

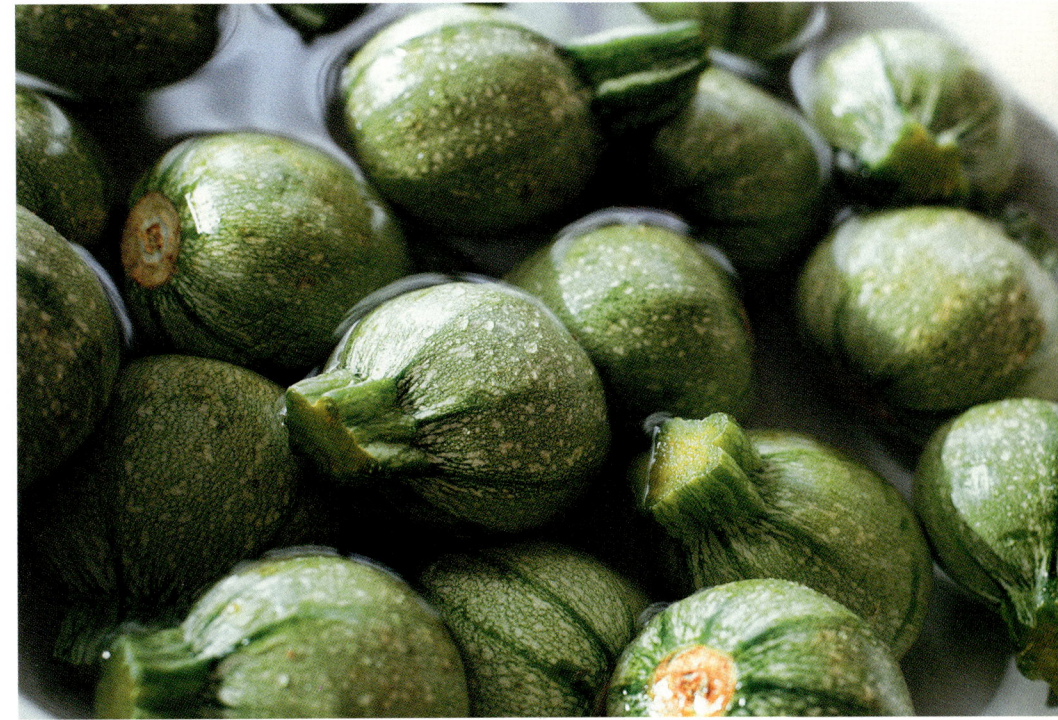

Basische Ernährung hilft besonders bei:

- Allergien, auch Heuschnupfen
- Arthritis, auch rheumatoider
- Bluthochdruck
- chronischen Nasennebenhöhlenentzündungen
- Diabetes mellitus (Zuckerkrankheit)
- Endometriose
- Entzündungen, auch Schleimhautentzündungen
- erhöhtem Cholesterinspiegel
- Fibromyalgie
- Gicht
- Hauterkrankungen, auch allergisch bedingten
- hormonellen Störungen, PMS, Wechseljahresbeschwerden
- Infektanfälligkeit
- Magen-Darm-Erkrankungen (Gastritis, Magengeschwüre, chronisch entzündlichen Darmerkrankungen)
- Migräne
- Nahrungsmittelunverträglichkeiten
- Osteoporose
- rheumatischen Erkrankungen
- schmerzhaften Erkrankungen des Bewegungsapparates
- Schmerzen
- Arteriosklerose
- Sklerose der Herzkranzgefäße
- Störungen der Wundheilung
- Verdauungsstörungen aller Art, auch Reizdarm

neue Formel entwickelt – die so genannte PRAL-Formel – und so die Diskussion um die Säure- und Basenwertigkeit der Lebensmittel wieder ins Rollen gebracht. Leider ist auch sie fehlerhaft, denn sie berücksichtigt nur einige Inhaltsstoffe und berechnet daraus die Säure- oder Basenwirkung, so dass sich beispielsweise bei Kaffee ein falscher Wert ergibt. Er wäre nach dieser Formel basisch. Doch Kaffee ist eindeutig ein Säurebildner!

Prof. Jürgen Vormann, seinerzeit an der Technischen Universität in Weihenstephan, begründete das Säure-Basen-Forum, rief erste wissenschaftliche Symposien ins Leben und sammelte internationale Forschungsergebnisse. Diesen neuen Forschungen ist es zu verdanken, dass die wissenschaftliche Medizin allmählich erkennt, dass säurebildende Nahrungsmittel die Entstehung von Osteoporose und chronischen Entzündungen vorantreiben. Als Säurebildner aus der Nahrung fallen vor allem tierische Eiweiße wie Fleisch, Fisch, Wurst und Milchprodukte ins Gewicht. Das heißt nun keineswegs, dass Sie als Vegetarier nicht übersäuert sein können.

Fleisch ist nicht der einzige Säurebildner

Auch als Vegetarier können Sie übersäuert sein! Wiegen Sie sich nicht in Sicherheit. Auch alle Getreidesorten

Tabellen Fehler aufweisen, bildeten sie doch bis vor wenigen Jahren die Grundlage für die meisten Säure-Basen-Bücher, die es gibt. Vor einigen Jahren hat ein Forscherteam um die Professoren Friedrich Manz und Thomas Remer am Forschungsinstitut für Kinderernährung in Dortmund eine

Test: Wie basenreich ist Ihr Speiseplan?

Und so funktioniert der Test: Geben Sie zunächst mithilfe der Skala an, wie oft Sie die folgenden Nahrungsmittel essen. Überlegen Sie in aller Ruhe und setzen Sie die entsprechende Ziffer hinter das Nahrungsmittel. Zum Beispiel: Wenn Sie meist abends 1 oder 2 Brote mit Käse essen, schreiben Sie hinter Brot und hinter Käse jeweils eine 2.

Zählen Sie nun Ihre Punkte zusammen:

170–210 Punkte: Bravo, wenn Sie nicht geschummelt haben, dann machen Sie weiter so. Sie ernähren sich optimal.

110–169 Punkte: Na ja, so optimal ist das nicht. Sie essen noch zu viel säurebildende Nahrungsmittel. Je mehr Sie zu 110 Punkten tendieren, umso umstellungsbedürftiger ist Ihre Ernährungsweise. Wenn Sie gerade so 110 Punkte geschafft haben, sollten Sie Ihre Ernährungsweise noch einmal in Ruhe überdenken.

22–109 Punkte: Sie sollten dringend Ihre Ernährung umstellen, wenn Sie nicht krank werden wollen. Sie nehmen praktisch nur Säurebildner zu sich, was den Organismus auf Dauer nicht unbeschadet lässt.

Wie häufig esse ich …	
Geflügel	10
Fleisch von Schwein, Kalb, Rind, Wild, Lamm, Ziege	10
Wurst, Schinken, Pasteten	9
Fisch	10
Käse	4
Milch	10
andere Milchprodukte	10
Eier	10
Nudeln	10
Reis	1
Brot, Brötchen	5
Kuchen und Gebäck	7
Zucker, Süßigkeiten	8
Schokolade	4
Nüsse außer Mandeln	6
Marmelade	10
Mineralwasser (mit Kohlensäure)	10
Limonaden, Cola	10
Alkohol	10
Früchtetee	10
Kaffee	10

1 = mehrmals täglich	6 = alle 10 Tage
2 = 1-mal täglich	7 = alle 2 Wochen
3 = jeden 2. Tag	8 = höchstens 1-mal im Monat
4 = 2-mal pro Woche	9 = seltener als 1-mal im Monat
5 = 1-mal pro Woche	10 = nie

Wissen

Wie wird die Säure-Basen-Wertigkeit bestimmt?

Die Säure- oder Basenwirkung eines Lebensmittels errechnet sich aus der Bilanz der Säuren und Basen, die erwartungsgemäß am Ende der Verstoffwechselung des Lebensmittels im Körper entstehen. Real ergibt sie sich aus der Gesamtheit aller Inhaltsstoffe, ihrer Verstoffwechselung und deren Berechnung. In der Praxis verwendet man dafür eine Formel – heute die sogenannte PRAL-Formel – und setzt darin die Summe einiger bestimmter Basen und die Summe einiger bestimmter Säuren in Beziehung. Diese Formel erfasst daher nie alle Inhaltsstoffe. Man hat sich auf einige Inhaltsstoffe wie Kalium, Magnesium, Kalzium und andere beschränkt, um die Berechnung überschaubar zu halten. Damit unterscheiden sich Theorie und Praxis, weshalb Sie die Werte aus Säure-Basen-Tabellen nicht auf die Goldwaage legen sollten. Sie dienen lediglich der groben Orientierung. Und das ist schon sehr viel und sehr hilfreich.

und damit Brot, Getreideflocken und Nudeln sind Säurebildner. Wenn Sie morgens ein Honigbrot und einen Milchkaffee zu sich nehmen, bei der Arbeit ein süßes Teilchen essen und es mittags ein Käsebrötchen und abends Nudeln mit Tomatensauce gibt, haben Sie sich zu 100 % mit Säurebildnern ernährt – ohne auch nur ein Stückchen Fleisch gegessen zu haben. Auch bei veganer Ernährung ist der Getreideanteil meist zu hoch. Sogenannte »Puddingvegetarier« essen z. B. so viele Süßigkeiten, dass sie sich am Ende ungesünder ernähren als ein Mensch, der zweimal die Woche Fleisch isst – dazu aber Salat und Gemüse. Schauen Sie sich die Listen der Säurebildner (S. 50) und die Liste der basischen Lebensmittel (S. 25 ff.) in diesem Buch genau an und prüfen Sie, aus welcher Liste der Großteil Ihrer Nahrungsmittel stammt.

6 Gründe, sich für ein basischeres Leben zu entscheiden

Wie war Ihr Testergebnis? Sind Sie erstaunt, wie säurebetont Ihre Ernährungsweise ist? Bevor Sie sich nun daran machen, eine dauerhafte basische Ernährungsweise einzuplanen, ist da immer noch ein Problem: Ihr innerer Schweinehund. »Ist es wirklich so wichtig, sich basenreich zu ernähren? Es reicht doch, wenn ich ein- oder zweimal im Jahr eine Basenfastenwoche mache und dann wieder normal (sprich: sauer) esse und trinke. Das Leben ist zu kurz, um nicht alles zu genießen, was es gibt – und das meiste wirkt nun mal säurebildend!« So und ähnlich sind seine Argumente. Lassen Sie sich nicht unterbuttern – halten Sie die wirklich wichtigen Argumente dagegen. Denn: Das Leben genießen können Sie am besten, wenn Sie sich gesund und fit fühlen.

1. Basen entlasten den Stoffwechsel

Wenn Sie, wie es in der Basentheorie empfohlen wird, einen vier- bis fünffach höheren Basenanteil in der täglichen Nahrung erreichen, entlasten Sie damit in erster Linie Ihren Stoffwechsel. Die tägliche Stoffwechselarbeit kann viel reibungsloser ablaufen, denn ein dauerhaftes Zuviel an Säuren kann nicht mehr ausgeschieden werden und muss im Körper »zwischengelagert« werden. Erst wenn der Säurenachschub aus der Nahrung nachlässt, können überschüssige Säuren den Körper wieder verlassen. Basenreiche Ernährung ist eine reizarme Ernährung, denn sie enthält jede Menge Frischkost. Wenn Sie sich an die Tipps in diesem Buch halten, nehmen Sie deutlich weniger fragwürdige Zusatzstoffe wie Geschmacksverstärker, Aromastoffe, Farbstoffe und Konservierungsmittel zu sich. Auch dies entlastet den Stoffwechsel, denn die Zusatzstoffe müssen vom Körper genauso abgebaut werden wie alles, was in der Nahrung enthalten ist. Eine Woche Basenfasten ist eine Verschnaufpause für den Stoffwechsel, doch dauerhafte basenreiche Ernährung entlastet den Stoffwechsel langfristig.

2. Basen unterstützen die Selbstreinigung des Körpers

Der Körper reinigt sich selbst – ohne unser Zutun. Verbrauchte Stoffwechselprodukte werden über den Darm, über die Nieren, über die Haut oder über die Lungen ausgeschieden. Wie gut er dies kann, hängt jedoch davon ab, wie viele Säuren und andere belastende Stoffe er erhält. Eine Ernährungsweise, die einen sehr hohen Anteil an Basen liefert, unterstützt die Selbstreinigungsprozesse des Körpers. Wenn Sie es in den vergangenen Jahren mit dem Anteil der Säurebildner sehr übertrieben haben, sollten Sie zur Umstellung der Ernährung erst einmal eine Woche Basenfasten und dabei auch den Darm reinigen, um Altlasten schneller loszuwerden.

3. Basenreiche Lebensmittel liefern jede Menge Vitalstoffe

Der absolute Vorzug einer basenreichen Kost, wie wir sie empfehlen, ist, dass Sie damit jede Menge Vitalstoffe zuführen. Frisches Obst und Gemüse der Saison enthalten neben Vitaminen und Mineralien auch die wertvollen Bioaktivstoffe, die uns vor vielen Krankheiten schützen. Dies gilt insbesondere für Lebensmittel aus biologischem Anbau. Wichtig ist, dass Sie Ihr Obst und Gemüse stets reif verzehren. In unreifen pflanzlichen Lebensmitteln sind wesentlich weniger Vitalstoffe enthalten.

4. Bessere Verwertung der Nahrung

Wie Ragnar Berg schon feststellte, kann die Nahrung bei Anwesenheit von basenbildenden Lebensmitteln optimaler verwertet werden. Je mehr Obst, Salat und Gemüse Sie in Ihre Mahlzeiten einplanen, desto besser kann es der Körper aufnehmen. Voraussetzung dafür ist, dass Sie stets kleine Portionen verzehren und sehr gründlich kauen.

5. Basen schaffen ein neues Ernährungsbewusstsein

Mit basenreichem Essen wird Ihr Leben gesünder. Wenn Sie die basische Philosophie einmal in Ihr Leben integriert haben, werden Sie feststellen, wie sich Ihr Ernährungsbewusstsein allmählich ändert. Sie lernen basischer denken und gehen bewusster mit Ihren Nahrungsmitteln um. Es kommt nicht darauf an, genau zu wissen, wie hoch der Säureanteil der einzelnen Lebensmittel ist. Wichtig ist, dass Sie eine grobe Orientierung haben und wissen, dass im Wesentlichen Obst und Gemüse basisch sind und dass Sie weitgehend auf industriell verarbeitete Lebensmittel verzichten. Erkennen Sie, dass es nicht »das ideale Nahrungsmittel« gibt, sondern dass es auf die richtige Mischung ankommt. Finden Sie Ihre eigene individuelle Mischung aus Säuren und Basen.

6. Basen liefern Abwechslung und Vielfalt

Gehören auch Sie zu den Menschen, die bislang immer gedacht haben: Immer nur Obst und Gemüse – wie langweilig! Dann sollten Sie sich das umfangreiche Angebot an Basen aus der Natur einmal genauer betrachten. Es gibt so viele Obst- und Gemüsesorten, so viele Salatsorten, so viele Kräuter und so viele Samen, die man keimen lassen kann. Und vor allem: Kartoffel ist nicht gleich Kartoffel. Haben sie bislang nur unterschieden zwischen mehlig kochend und fest kochend?
Dann schauen Sie mal im Internet unter www.kartoffelvielfalt.de, wie viele Sorten es alleine auf dem deutschen Markt gibt – es sind über 200. Und sie schmecken alle unterschiedlich. Kommen Sie auf den Geschmack mit basischer Küche. Probieren Sie mal was Neues aus.

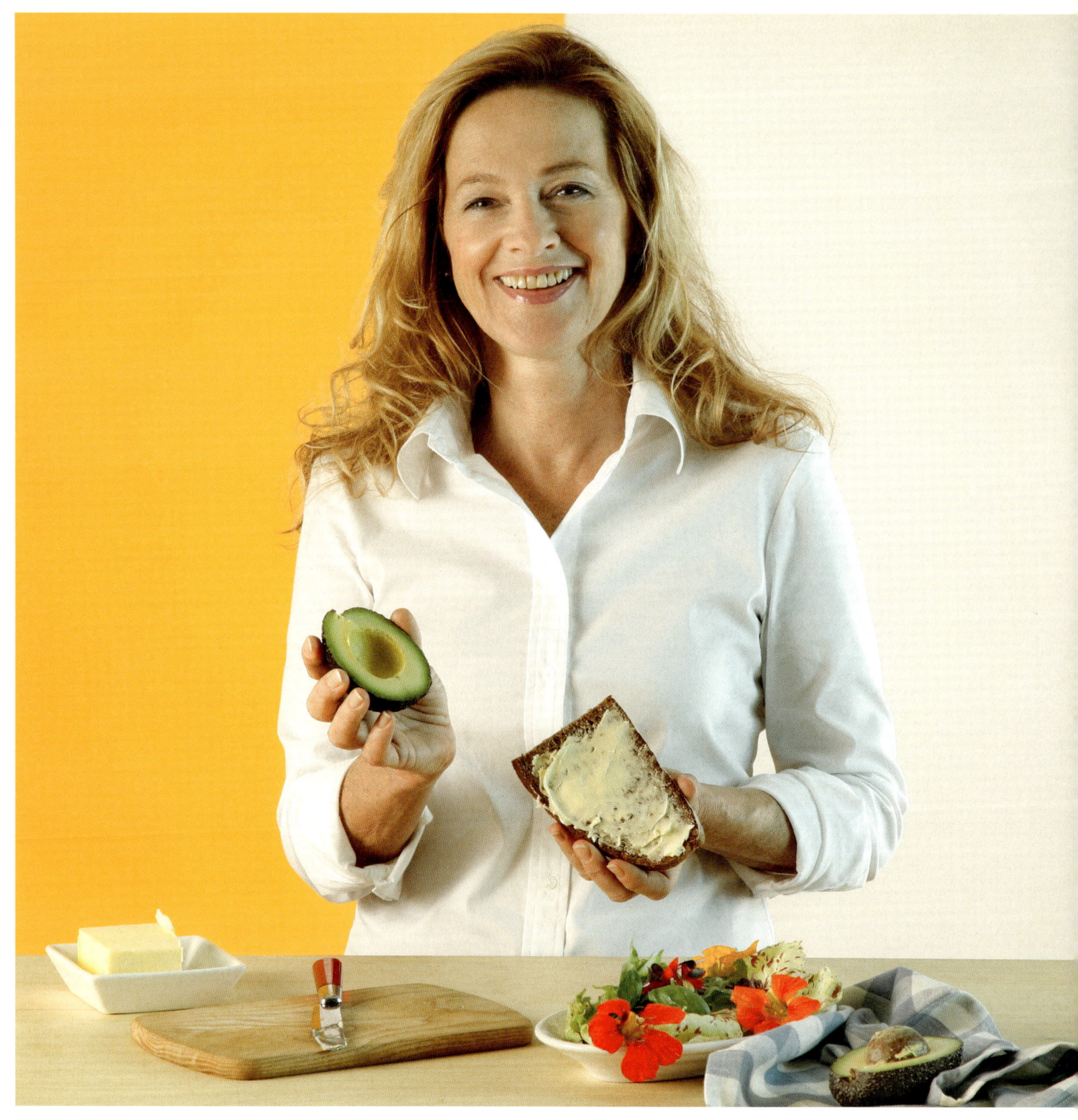

DAS PROGRAMM, DAS IHR LEBEN VERÄNDERN WIRD

Ernährung ist sicher nicht alles, was Sie verändern müssen, um sich endlich wieder fit und gesund zu fühlen. Aber Ernährung ist ein ganz entscheidender Faktor, der so manch anderen nach sich zieht. Eine Ernährungsumstellung, die basenreiche Nahrungsmittel in den Mittelpunkt stellt und damit das körperliche und seelische Wohlbefinden verbessert, steigert automatisch auch das Bedürfnis, andere Lebensbereiche zu optimieren: Sie haben wieder mehr Lust auf Sport, schauen sich nach einem neuen, erfüllenden Hobby um und misten Ihr Leben und Ihr Umfeld mal so richtig aus, um Platz für Neues zu schaffen, das Ihrem Leben neue positive Impulse gibt. Eine grundlegende Umstellung der Ernährung ist hier oft der erste Schritt in ein neues Leben. Worauf warten Sie noch? Starten Sie durch!

Basenbildner:
so wichtig sind Obst und Gemüse

Das Geheimnis der Ernährungs-umstellung liegt im optimalen Mengenverhältnis von säure- und basenbildenden Nahrungsmitteln. Eigentlich wissen Sie das bereits, denn Sie hören schon seit Jahren aus wissenschaftlichen Kreisen, wie wichtig es ist, täglich viel Obst und Gemüse zu essen. So schützen die darin enthaltenden Vitamine unter anderem das Immunsystem, die Mineralien stärken die Knochen, die Nerven und die Muskeln.

Warum basenreiche Ernährung so wertvoll ist

Seit einigen Jahren weiß man, dass die in Obst und Gemüse enthaltenen Bioaktivstoffe unter anderem vor Krebs schützen. Einige dieser Stoffe, die roten Farbstoffe in roten Obst- und Gemüsesorten, wirken auf die Blutgefäße und beugen Arterienverkalkungen vor. Nicht zu vergessen die Ballaststoffe, die nicht nur die Darmaktivität fördern, sondern auch einen wirksamen Schutz gegen viele Stoffwechselkrankheiten bieten. Obst und Gemüse enthält alle diese, die Gesundheit fördernden Stoffe. Und Obst und Gemüse sind Basenbildner, da sie im Stoffwechsel zu basischen Stoffen umgebaut werden, die der Körper zur Aufrechterhaltung einer optimalen Säure-Basen-Balance benötigt.

Vitamine

Vitamine sind lebenswichtige organische Verbindungen, die der menschliche Körper für viele Stoffwechselvorgänge benötigt, aber nur in unzureichender Menge produzieren kann. Deshalb sind wir auf die Zufuhr von Vitaminen durch die tägliche Ernährung angewiesen. Die 13 lebenswichtigen Vitamine werden unterteilt in wasserlösliche und fettlösliche Vitamine. Vitaminmangelerkrankungen sind in den Industrieländern eine Seltenheit geworden. Ungesunde Lebensweise und bestimmte Krankheiten können allerdings den Vitaminbedarf erhöhen. So erhöht sich bei starken Rauchern der Vitamin-C-Bedarf um ein Vielfaches.

Antioxidanzien machen freie Radikale unschädlich: Vitamin C und E sind sogenannte Antioxidanzien, Stoffe also, die den Oxidationsprozessen im Körper entgegenwirken und die zellzerstörenden freien Radikale auffangen.

Folsäure: Die Folsäure hat wichtige Coenzymaufgaben bei der Zellneubildung und ist in Verbindung mit Vitamin B_{12} für die Bildung und Reifung der roten Blutkörperchen erforderlich. Durch Zerkleinern von Lebensmitteln wird die in pflanzlicher Kost reichlich vorhandene Folsäure schnell zerstört, denn sie ist sehr instabil. In allen Kohlarten, auch in Brokkoli, Sellerie, Roter Bete, Lauch, Spinat, in grünen frischen Erbsen, grünen Bohnen, Kirschen ist sie enthalten. In 100 g Grünkohl findet sich 94 % der empfohlenen Tagesmenge an Folsäure.

Mineralstoffe

Mineralstoffe sind chemische Verbindungen, sogenannte Salze, die wir in allen Organen, Geweben, Körperflüssigkeiten, in der Haut, im Bindegewebe, in den Knochen und im Nervengewebe finden. Für eine optimale

Funktion dieser Strukturen spielen ausreichende Mengen von Mineralien eine entscheidende Rolle. Mineralsalze sind Ausgangsstoffe für alle Stoffwechselfunktionen, und sie werden täglich für die Arbeit des Stoffwechsels in mehr oder weniger großer Menge verbraucht. Deshalb müssen wir sie täglich über die Nahrung zuführen. Man unterteilt die Mineralstoffe in

Mengenelemente:
▌ Natrium, Kalium, Kalzium, Magnesium, Phosphor, Chlor, Schwefel und in

Spurenelemente:
▌ Eisen, Zink, Mangan, Selen, Silizium, Kupfer, Jod, Fluor, Molybdän, Chrom, Nickel, Kobalt, Vanadium.

Mineralstoffe:
Mengenelemente:
› 50 mg/kg Körpergewicht

Spurenelemente:
‹ 50 mg/kg Körpergewicht

Mengenelemente
Natrium spielt eine wichtige Rolle im Säure-Basen-Haushalt. Es findet sich überwiegend in der Zwischenzellflüssigkeit und reguliert zusammen mit Kalium die Druckverhältnisse in den Zellen. Natrium wird überwiegend in Form von Kochsalz (Natriumchlorid) aufgenommen, weshalb ein Natriummangel selten vorkommt. Im

Gegenteil: Die meisten Speisen, vor allem in Restaurants, sind zu salzig. Zu hoher Natriumkonsum ist für Menschen mit Bluthochdruck nicht ungefährlich. Erwiesenermaßen kann eine natriumarme Diät den Blutdruck senken.

Kalium kommt vor allem im Zellinnern vor und reguliert zusammen mit Natrium die Druckverhältnisse in der Zelle. Es ist ebenfalls wichtig für den Säure-Basen-Haushalt und beeinflusst die Muskel- und Nervenerregung. Viel Kalium steckt in Bananen, Grünkohl, Brokkoli, Kartoffeln, Nüssen, Trockenobst und Spinat.

Kalzium ist das mit Abstand am häufigsten vorkommende Mineral im Körper: 1 kg haben wir in uns, davon befinden sich 99 % in Knochen und Zähnen. Daneben wird Kalzium auch für die Blutgerinnung und andere Stoffwechselvorgänge benötigt. Erhöhter Bedarf besteht während des Wachstums sowie in der Schwangerschaft und Stillzeit.

Ein zu hoher Eiweißanteil in der Nahrung führt zu Kalziumverlusten, weshalb die so hoch gelobte Kalziumquelle Milch (tierisches Eiweiß) fragwürdig ist. Auch einige Medikamente, z. B. Abführmittel, Mittel gegen Magenübersäuerung, verschlechtern die Kalziumaufnahme. Vitamin D jedoch kann die Kalziumaufnahme verbessern. Viel Kalzium steckt in Sesam,

Kalziumgehalt einiger Lebensmittel (jeweils bezogen auf 100 g, Quelle: Souci-Fachmann-Kraut)	
Sesamsaat	783 mg
Brennnesseln	713 mg
Mandeln	252 mg
Sojafleisch	250 mg
Gartenkresse	214 mg
Grünkohl	212 mg
getrocknete Feigen	190 mg
Petersilie	179 mg
Brunnenkresse	180 mg
Rucola	160 mg
Löwenzahn	137 mg
Schnittlauch	129 mg
Kichererbsen	124 mg
Kuhmilch	120 mg

Rucola, Brennnessel, Löwenzahn, Kresse, Mandeln. In Rucola- und Kressesprossen ist der Kalziumgehalt noch höher.

Magnesium ist neben Kalzium ein wichtiger Knochenbestandteil: Etwa 60 % des körpereigenen Magnesiums befinden sich in den Knochen. Außerdem ist es an vielen Enzymsystemen des Kohlenhydrat- und Proteinstoffwechsels beteiligt und wichtig für die Muskelkontraktion sowie für die Nervenreizbarkeit. Krämpfe und Gewichtsabnahme sind ein Hinweis auf Störungen des Magnesiumhaushaltes.

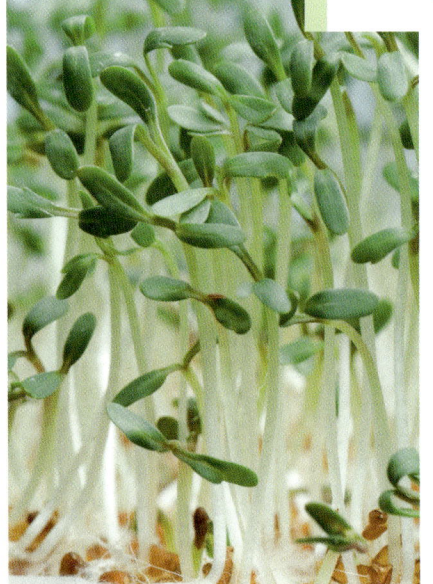

Alle Sprossen enthalten reichlich Magnesium.

Portulak, Kürbiskerne, Sesamsamen, Leinsamen, Weizenkeimlinge, alle Sprossen, z. B. Sojasprossen enthalten viel Magnesium.

Phosphor: 85 % des Phosphors im Körper befinden sich gebunden als Kalziumphosphat in Knochen und Zähnen. Phosphor ist Bestandteil von Lecithin – eine für Nerven- und Gehirntätigkeit wichtige Substanz. Auch für die Muskelarbeit ist Phosphor wichtig. Phosphor kommt in fast allen Lebensmitteln vor. Bei überwiegender Ernährung mit phosphatreichen Lebensmitteln wie Cola, Wurst und Lebensmittelzusatzstoffen kann es zu Störungen des Kalziumstoffwechsels kommen.

Chlor: Dieses Element kommt im Körper zusammen mit Natrium vor. Es ist Bestandteil der Magensäure und damit wichtig für die Eiweißverdauung. Chlormangel kommt selten vor, da das meiste Chlor durch salzhaltige Speisen zugeführt wird und die meisten Menschen zu viel Salz verwenden. Auch hier ist eher auf eine eingeschränkte Chlorzufuhr – genauer auf eine eingeschränkte Kochsalzzufuhr zu achten.

Schwefel ist Bestandteil vieler Eiweiße, auch des Hormons Insulin. Schwefel ist beteiligt an der Bildung des Binde- und Stützgewebes und spielt eine wichtige Rolle bei der Entgiftung über die Leber. Kresse, Brokkoli, Meerrettich, Grünkohl und frische Petersilie enthalten viel Schwefel.

Spurenelemente

Wie der Name schon sagt, sind diese Stoffe nur in Spuren im Körper vorhanden und auch nur in Spuren notwendig. Extragaben von Spurenelementen können zur Überdosierung mit entsprechenden Gesundheitsschädigungen führen. Spurenelemente aus einer vitalstoffreichen Kost sind mengenmäßig gut abgestimmt und werden auf diese Weise nicht überdosiert.

Eisen: Der größte Teil der 4–5 g Eisen im Körper befindet sich im roten Blutfarbstoff und im Muskelfarbstoff. Eisen hat eine lebenswichtige Funktion beim Sauerstofftransport. Eisenmangel äußert sich in Müdigkeit und Antriebslosigkeit. Erhöhter Bedarf besteht bei Schwangerschaft, bei starken Blutungen, auch bei starken Regelblutungen, und bei schweren, auszehrenden Erkrankungen wie Krebs. Eisenmangel kann ein Hinweis auf eine innere Blutung sein. Auch chronisch entzündliche Darmerkrankungen gehen aufgrund einer Verwertungsstörung häufig mit Eisenmangel einher.

Sie sehen, pflanzliche Kost ist sehr eisenhaltig – es geht also auch ohne Fleisch. Übrigens: Pilze aus Konserven enthalten deutlich weniger Eisen. Dass Sie Spinat hier nicht finden, hat den einfachen Grund, dass Spinat unter den pflanzlichen Lebensmitteln längst nicht den höchsten Eisengehalt

Wo ist viel Eisen drin?

(* hoher Gehalt, ** sehr hoher Gehalt)

Aprikosen, Brennnessel*, Brunnenkresse, Gartenkresse, getrocknete Pilze*, grüne Bohnen, Kichererbsen, Kürbis, Kürbiskerne*, Leinsamen, Petersilie** (25 g Petersilie decken den Tagesbedarf), Pfifferlinge, Pfirsich, Sauerampfer, Sesam* (100 g decken den Tagesbedarf), Sonnenblumenkerne, Steinpilze, Thymian*, Trüffel, Zuckerschoten

aufweist. Alle hier genannten Lebensmittel enthalten mehr Eisen als Spinat. Auch der dem Spinat verwandte Mangold enthält nicht so viel Eisen. Dazu kommt, dass die im Spinat enthaltenen Oxalsäuresalze die Aufnahme des Eisens behindern.

Zink ist ein wichtiger Bestandteil (2 g finden sich im Körper) in über 200 Enzymsystemen, vor allem in solchen, die das Immunsystem beeinflussen. Zink ist aber auch wichtig für die Insulinspeicherung, für den Eiweißstoffwechsel und fördert die Wundheilung. Es wirkt stoffwechselanregend und immunstärkend, was viele Menschen zu ständiger Einnahme von Zinkpräparaten verleitet. Interessanterweise wird durch Überdosierung von Zink das Immunsystem geschädigt – weshalb man die Notwendigkeit einer Zinkeinnahme mit seinem Therapeuten besprechen sollte. Kürbiskerne, Mohnsamen und Sesamsamen enthalten viel Zink.

Mangan: Als Bestandteil vieler Enzyme beeinflusst Mangan die Knorpelbildung und den Fett- und Eiweißstoffwechsel. Es unterstützt die körpereigene Entgiftung und stärkt das Immunsystem. Man vermutet, dass es den Cholesterinspiegel positiv beeinflusst. Sesamsamen, Pfifferlinge, Petersilie, Dill, Mandeln, Mohnsamen, Rote Bete, Brombeeren, Heidelbeeren, Kopfsalat und Spinat liefern viel Mangan.

Selen ist Bestandteil vieler Enzyme, die zu einem großen Teil antioxidativ wirken. Diese Zellschutzwirkung von Selen ist seit Jahrzehnten bekannt, was Selen als Medikament zu einem wichtigen Bestandteil der Tumorbegleittherapie gemacht hat. Selen wirkt, wie alle Spurenelemente, giftig, weshalb Seleneinnahmen stets mit dem Arzt oder Heilpraktiker abgesprochen werden sollten. Selenmangel an sich ist selten – eine erhöhte Zufuhr ist gegebenenfalls aus therapeutischen Gründen nötig. Weizensprossen und auch Weizengrassaft liefern viel Selen.

Silizium hält mit 1 g Gesamtmenge im Körper Haut, Bindegewebe und Blutgefäße elastisch, weshalb es auch in der Biochemie nach Dr. Schüßler als Schönheits- und Anti-Aging-Mittel eingesetzt wird. Es verbessert den Kalziumstoffwechsel und versorgt so Zähne und Knochen. Es verbessert auch die körpereigene Abwehr. Viel Silizium liefern Getreidesprossen, Petersilie, Lauch, grüne Bohnen, Bananen und Schachtelhalm (als Tee).

Kupfer ist Bestandteil vieler Enzyme, die an Immunreaktionen und antioxidativen Prozessen beteiligt sind. Kupfer unterstützt den Eisenstoffwechsel und die Bildung roter Blutkörperchen. Die meisten eisenhaltigen Lebensmittel enthalten auch Kupfer. Sesamsamen, Sonnenblumenkerne, Zuckererbsen, Kichererbsen, Schwarzwur-

zeln, Zitronen und die meisten Pilzsorten liefern viel Kupfer.

Jod: Der größte Jodanteil findet sich bekanntermaßen in der Schilddrüse, in den Schilddrüsenhormonen. Hier wird vor allem der Grundumsatz, aber auch das Zellwachstum und die Zellteilung reguliert. Jodmangel bzw. eine Jodverwertungsstörung kann zur Kropfbildung führen, weshalb man gerne zum Gebrauch von jodiertem Speisesalz rät. Brokkoli, Feldsalat, Trüffel und andere Pilze enthalten viel Jod.

Fluor: Fast alles im Körper vorkommende Fluor befindet sich in Zähnen und Knochen. Fluor härtet die Knochen, schützt den Zahnschmelz, wirkt gegen Karies und hemmt das Wachstum der Mundbakterien. Diese Vorteile verleiten zu Diskussionen um eine allgemeine Fluorierung des Trinkwassers. Fluor ist aber auch ein Gift, das chemisch gesehen sehr aggressiv reagiert und sowohl Knochenaufbau als auch Nieren schädigen kann. Wie gesagt: Spurenelemente sind in größeren Mengen giftig! Eine zuckerarme Vollwertkost schützt ebenso vor Karies. In Feldsalat, frischen Walnüssen und Blattspinat ist viel Fluor drin.

Molybdän aktiviert eine Reihe von Enzymen und kurbelt damit den Stoffwechsel an. In basischer Kost ist der Molybdängehalt besonders hoch, wenn der Boden biologisch-dynamisch bearbeitet wurde. Weizenkeimlinge und andere Getreidekeimlinge, grüne Bohnen und frische Erbsen liefern viel Molybdän.

Chrom ist in die Schlagzeilen geraten, als bekannt wurde, dass es die Insulinwirkung verbessert und damit den Blutzucker günstig beeinflussen kann. Auch der Fettstoffwechsel wird durch Chrom verbessert. In Kartoffeln steckt viel Chrom.

Nickel: Dieses Element ist in allen Organen in kleinsten Spuren zu finden. Es verstärkt die Wirkung zahlreicher Hormone, auch solcher, die den Blutdruck beeinflussen. Ein Nickelmangel ist bislang nicht bekannt. Petersilie und einige Nüsse enthalten Nickel.

Kobalt ist ein zentraler Baustein von Vitamin B_{12}. Viele Kohlsorten, wie z. B. Weißkohl, Kohlrabi, Brokkoli, Rotkohl, aber auch Pfifferlinge, Kartoffeln, Spinat, Kopfsalat, Aprikosen, Birnen, Kirschen und frische Walnüsse enthalten viel Kobalt.

Vanadium findet sich in vielen Enzymen und ist wichtig für Knochen und Zähne. Es kommt in allen Pflanzenölen vor, die reich an ungesättigten Fettsäuren sind: Olivenöl, Sonnenblumenöl, Rapsöl.

Ballaststoffe

Pflanzliche Kost ist reich an Ballaststoffen, und daran mangelt es den meisten Menschen in unseren Breiten. Jeder weiß, dass sie wichtig für die Verdauung sind, denn sie regen die Darmtätigkeit an. Doch nur wenige wissen, dass eine ballaststoffreiche Ernährung auch vor den so genannten Zivilisationskrankheiten schützt: Herzinfarkt, erhöhter Cholesterinspiegel und Diabetes Typ 2. Auch das Risiko, an Dickdarmkrebs zu erkranken, verringert sich unter ballaststoffreicher Ernährung, wie Studien zeigen. Als Ballaststoffe bezeichnet man die Pflanzenfasern, die nicht verdaut werden können. Sie bestehen aus komplexen Kohlenhydraten, die der Organismus nicht zerkleinern kann. Dazu gehören Zellulose, Pektin und Lignin. Die besondere Eigenschaft dieser Stoffe ist, dass sie viel Wasser binden, wodurch sich das Stuhlvolumen erhöht. Während ihrer Passage durch den Darm machen sie den Stuhl weicher, regen die Darmtätigkeit an, nehmen schädigende Substanzen, teilweise auch Cholesterin, huckepack und befördern sie nach draußen.

Die hierzulande übliche Kost mit viel Fleisch, Wurst, Käse, Milch, Weißmehl und Weißmehlprodukten wie Nudeln und Pizza, weißem Reis und Süßigkeiten ist extrem ballaststoffarm. Nur Vollkorngetreide enthält viele Ballaststoffe. Die unverdaulichen Bestandteile befinden sich meist

in der Schale der Samen und Getreidekörner. Besonders ballaststoffreich sind alle Obst- und Gemüsesorten, auch Trockenobst, Kartoffeln, Nüsse, Erdmandeln (Chufas Nüssli), Sesamsamen, Sonnenblumenkerne, Kürbiskerne, Leinsamen, Flohsamen, Kräuter und frische Keimlinge.

Ballaststoffe

- verbessern die Darmtätigkeit
- senken das Krebsrisiko, insbesondere das Dickdarmkrebsrisiko
- senken das Herzinfarktrisiko
- senken den Cholesterinspiegel
- senken das Diabetesrisiko (Typ 2)

Kein Basenmüsli ohne Erdmandelflocken

Erdmandelflocken haben mit Mandeln nichts zu tun, sie sind keine Nüsse, sondern Wurzelknöllchen des Erdmandel-Grases. Lediglich ihr Geschmack erinnert an Nüsse. Erdmandelflocken sind auch unter dem Namen Chufas-Nüssli im Handel erhältlich. Sie sind basenbildend, sehr ballaststoffreich und enthalten auch viel Vitamin E und B-Vitamine. In Apotheken können Sie unter dem Namen Chufas-Nüssli innerhalb weniger Stunden besorgt werden (Pharmazentralnummer: 2 762 926). Reformhäuser, auch immer mehr Naturkostläden, haben sie vorrätig.

Natürlicher Schutz gegen freie Radikale

Bioaktive Stoffe sind auch unter dem Namen sekundäre Pflanzenstoffe bekannt. Ihre enorme Bedeutung für die Gesundheit, vor allem für den Zellschutz, ist vielen Forschern erst in den vergangenen Jahren aufgefallen. Lange hat man sein Augenmerk nur auf Vitamine, Mineralien und evtl. noch auf Spurenelemente als Inhaltsstoffe von Nahrungsmitteln gerichtet. Damit gewinnt der Verzehr frischer Pflanzenkost im Gegensatz zu Vitalstoffpräparaten wieder eine neue Bedeutung. Das Ganze ist eben mehr als die Summe seiner Teile!

Als Bioaktivstoffe werden Pflanzenfarbstoffe, Saponine und andere Inhaltsstoffe von Pflanzen bezeichnet. Sie haben vielfältige Aufgaben und dienen der Pflanze unter anderem als Schutz vor Insektenfraß, vor Bakterien und Pilzen. Mit ihren Farb- und Duftstoffen locken sie Bienen und Vögel an. Es gibt 60 000 bis 100 000 Bioaktivstoffe – und nicht alle sind für den Menschen gesund. So gehört das giftige Solanin der Kartoffeltriebe dazu. Viele dieser Substanzen wirken auch im menschlichen Organismus gegen Bakterien, Viren und Pilze und regen das Immunsystem an. So wirken die Bioaktivstoffe der Kapuzinerkresse gegen Pilze: als frische Blüten über dem Salat und in Form von Tropfen (z. B. Ceres Tropaeolum majus).

Die antioxidative Wirkung vieler Bioaktivstoffe ist besonders bedeutsam. Antioxidative Wirkung heißt, dass diese Substanzen den gesundheitsschädigenden Oxidationsprozessen im Körper entgegenwirken und die damit einhergehenden zellzerstörenden freien Radikale unschädlich machen. Die heutige Lebensweise mit viel Nikotin und Alkohol, Stress, übertriebenes Sonnenbaden und der Einfluss vieler Umweltgifte verstärken oxidative Prozesse und führen zur Bildung freier Radikale. Freie Radikale sind gefürchtet, denn sie sind sehr instabil und verbinden sich im Körper mit anderen Stoffwechselprodukten, wobei zellschädigende Substanzen entstehen, die man vor allem mit folgenden Krankheitsbildern in Verbindung bringt:

- Herz-Kreislauf-Erkrankungen
- früher Alterungsprozess
- entzündliche Darmerkrankungen
- Strahlenschäden
- Krebs

In diesem Zusammenhang spricht man von oxidativem Stress der Körperzellen. Antioxidative Stoffe wirken dem entgegen. Zahlreiche Studien belegen eindeutig, dass Menschen, die täglich viel pflanzliche Kost verzehren, seltener an Zivilisationskrankheiten erkranken. Bislang hat man dafür gerne Vitamin C und Vitamin E, aber auch die Mineralstoffe Selen, Zink und Mangan, Coenzym Q 10 eingesetzt. Heute weiß man, wie wunderbar Bioaktivstoffe in Pflanzen als natürlicher Schutz gegen Radikale wirken.

Was Brokkoli, Rettich und Kresse alles können

Einige Bioaktivstoffe sind inzwischen schon näher erforscht. Dazu gehören die Glucosinolate – schwefelhaltigen Verbindungen, die entgiftend wirken und das Krebsrisiko senken sollen. Sie sind besonders in Kohlgemüse wie Brokkoli, aber auch in Senf, Rettich, Radieschen, Meerrettich und Kresse – also in Basenbildnern enthalten. Besonders gehaltvoll und damit wirksam sind die gekeimten Formen wie Kresse, Brokkoli- und Rettichsprossen. Auch Farbstoffe wie die Flavonoide (gelbe Farbstoffe in Zucchiniblüten, gelber Paprika, gelben Zucchini, Blütenpollen usw.) und die Anthocyane (blaue Farbstoffe – auch OPC genannt, in roten Trauben, schwarzen Johannisbeeren, Jostabeeren, Pflaumen, Brombeeren, Rote Bete, Rotkohl) sind bedeutsam wegen ihrer starken antioxidativen Wirkung. Die Schutzwirkung der OPC gegen freie Radikale soll zwanzigmal höher sein als die des Vitamin C.

Ernährung, die entgiftet

Eine gesunde Ernährungsweise deckt nicht einfach nur den Bedarf an lebenswichtigen Nährstoffen – sie hält unseren Stoffwechsel gesund und sorgt dafür, dass alle verbrauchten oder nicht benötigten Stoffe abgebaut und schnell ausgeschieden werden können. Diesen Vorgang nennt man auch Entgiftung – ein ganz alltäglicher Vorgang für unseren Organismus. Die in pflanzlicher, basenreicher Kost enthaltenen Bioaktivstoffe und Ballaststoffe fördern die Entgiftungsleistung des Organismus. Erschwert werden die Entgiftungsleistungen – vor allem in Leber und Darm – durch einen hohen Anteil tierischer Eiweiße und Fette in der Nahrung. Im Klartext: Ein knackiger Blattsalat der Saison mit frischer Kresse ist basisch und entgiftet. Ein Cordon bleu mit Nudeln ist sauer, schwer verdaulich und erschwert die Entgiftungsvorgänge. Entscheiden Sie selbst, was Sie lieber wollen.

Mehr Obst und Gemüse auf den Tisch!

Wenn Sie bislang von sich behaupten, dass Sie sich »normal« ernähren, sollten spätestens jetzt Ihre Alarmglocken läuten. Denn »normale« Kost besteht zu einem Großteil, oft bis zu 90 % aus säurebildenden Lebensmitteln, nicht selten aus der Dose. Was fehlt, sind Obst, Salat, frische Kräuter und Gemüse. Doch genau darauf kommt es an: Täglich sollte jede Menge Obst und Gemüse auf den Tisch – frisches und reifes. Machen Sie sich nichts vor: Nur weil Sie heute schon eine Banane gegessen haben, sind Sie noch nicht auf der basenreichen Seite. Ein bisschen mehr braucht es dann schon. Und keine Sorge: Der Genuss geht dabei nicht baden – Sie finden in diesem Buch jede Menge basische und basenreiche Rezepte, die lecker schmecken, satt machen und dabei kein »Hüftgold« produzieren.

Einfach basisch, einfach schlank

Warum essen Menschen gerne zu viel? Weil es schmeckt, sagen die meisten. Ich habe noch einen anderen Grund gefunden, den ich bei mir selbst entdeckt habe: Je gehaltloser eine Mahlzeit ist, umso schlechter werde ich davon satt. Das heißt, wenn ich ein oder zwei Weißmehlbrötchen mit Marmelade esse oder mal einen »Konditorei-Normal-Kuchen«, fühle ich mich anschließend vielleicht voll,

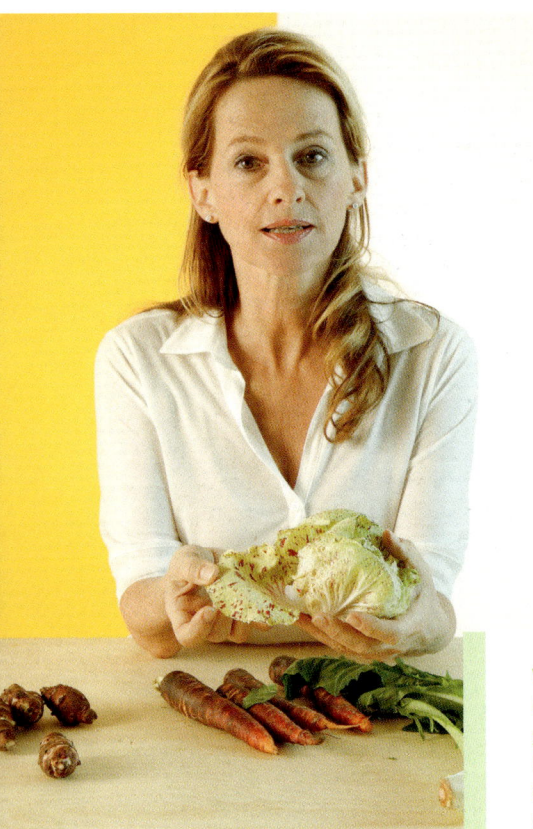

Viele Menschen kennen die große Vielfalt der Gemüse nicht und sind das ewige Supermarktgemüse schnell leid. Auf dem Wochenmarkt hingegen können Sie auch außergewöhnliche Gemüsesorten kaufen, z. B. Orchideensalat, Urkarotten, Topinambur oder Löwenzahn.

aber nicht angenehm gesättigt und habe relativ schnell danach undefinierbare Gelüste, und selbst ich muss mich dann beherrschen, nicht wahllos irgendetwas zu essen. Ich beobachte das immer, wenn ich solche »leeren« Nahrungsmittel verzehre. Leer nenne ich sie deshalb, weil sie keine nennenswerten Vitamine, Mineralien oder Bioaktivstoffe liefern. Ich meine, der Körper spürt, dass ihm da was fehlt. Wenn Sie sich nun ständig von Säurebildnern ernähren, sind Sie vielleicht überernährt und übergewichtig, haben aber trotzdem einen Mangel an Vitalstoffen.

Ab wann hat ein Mensch Übergewicht? Als Richtwert bietet der allgemein verwendete Body-Mass-Index (BMI) einen Anhaltspunkt.

$$BMI = \frac{\text{Gewicht in kg}}{(\text{Körpergröße in Meter})^2}$$

Beispiel: ein Mann ist 1,75 groß und wiegt 73 kg.

$$BMI = \frac{73 \text{ kg}}{(1,75 \text{ m} \times 1,75 \text{ m})} = 24$$

Normalgewicht:
BMI von 20 – 25
leichtes/mittleres Übergewicht:
BMI 25 – 30

Keine leeren Sachen mehr essen!

Man könnte auch sagen: Sie verhungern vor vollen Tellern, weil Sie überwiegend Leeres verzehren. Warum ist

Wissen

Entlasten und reinigen Sie Ihren Darm

Wissen Sie, wie gut Ihr Darm funktioniert? Wenn Sie täglich den Darm entleeren können, heißt das nicht automatisch, dass Ihr Darm auch gut funktioniert. Entscheidend ist für eine gute Verdauungsfunktion, wie lange die Nahrung im Darm verweilt und ob die Portionen ausreichend groß sind. Aus unserer Erfahrung wissen wir, dass die wenigsten Därme optimal arbeiten. Die Gründe dafür sind nicht nur die säureüberschüssige Ernährungsweise, sie liegen auch in der extrem stressigen Lebensweise, die mit den heutigen Arbeits- und Lebensbedingungen in der westlichen Welt zusammenhängen.

Funktioniert Ihre Verdauung einwandfrei?

Wenn Sie prüfen wollen, wie lange die Nahrung in Ihrem Darm verweilt, gibt es einen Test, der allerdings nur einen ungefähren Anhaltspunkt liefert: Verzehren Sie einige Maiskörner und beobachten Sie, nach wie vielen Darmentleerungen sie zum Vorschein kommen. Da erfahrungsgemäß nicht gut gekaut wird, werden Sie nach 1, 2 oder 3 Tagen die Körner sehen.

Achten Sie auch darauf, wann die letzten Körner erscheinen. Denn: Der Darm arbeitet nicht in allen Abschnitten gleich effektiv. Aus diesem Grund gibt es häufig Verdauungsrückstände, die länger im Darm verweilen und dann zu unangenehmen Blähungen führen. Wenn Sie sich daher entschließen, Ihre Ernährung endlich basenreicher zu gestalten und von nun an die störenden Säurebildner einzuschränken, sollten Sie vor dieser grundlegenden Ernährungsumstellung auch mal an Ihren Darm denken. Vielleicht leidet er noch unter den vielen Säuren der vergangenen Jahre. Eine plötzliche Umstellung auf basenreiche Kost ist für manche Därme wie ein Kulturschock, denn so viele Ballaststoffe haben viele Därme lange nicht mehr erlebt. Da die säurehaltige Kost in der Regel mit extremer Kaufaulheit einhergeht, sind vermehrte Blähungen zu erwarten und wer will das schon. Ein bis drei Darmentleerungen mit Glaubersalz, Einläufen oder mit der professionellen Darmreinigung mit Wasser (Colon-Hydro-Therapie) erleichtert die Ernährungsumstellung, und Sie fühlen sich von Anfang an wohler.

das so? Nun, die meisten Nahrungsmittel sind heutzutage chemisch verändert: zubereitet, konserviert und raffiniert. Die Raffinade ist ein chemischer Prozess, bei dem unter anderem

auch Schwefelsäure verwendet wird. So bleiben beispielsweise bei raffiniertem Zucker die säurebildenden Kohlenhydrate erhalten, die wertvollen Mineralien, die auch das Zuckerrohr enthält, werden entfernt. Genauso bei Weißmehl: In den Hüllen des Weizenkorns sind die B-Vitamine, die basischen Mineralien und Ballaststoffe – bei Weißmehl nicht mehr. Und aus Weißmehlprodukten werden Nudeln, Pizza, Kuchen, Gebäck, Brote, Brötchen, Croissants und Quiches gemacht. Die wichtigen Nährstoffe fehlen also. All die chemisch veränderten Lebensmittel sind nicht vollwertig.

Ich bin mir sicher, dass unser Körper merkt, dass wir nicht vollwertig essen und deshalb nach mehr Nahrung verlangt, obwohl wir eigentlich genügend Kalorien gegessen haben. Wer weiß, vielleicht gibt es deshalb so viele dicke Menschen, weil die Nahrung nicht vollwertig ist? Tatsache ist, dass ich mich sowohl beim Basenfasten als auch bei basenreichem Essen angenehm gesättigt fühle und mit 52 Jahren immer noch 53 Kilo wiege, ohne dabei je gehungert zu haben. Versuchen Sie es selbst: Essen Sie basenreicher und kauen Sie dabei gründlich. Wetten, Sie fühlen sich wohl und erreichen Ihr Idealgewicht?

Mein Tipp: Setzen Sie auf Qualität statt auf Quantität – das schont Ihren Stoffwechsel und Ihren Geldbeutel!

Warum mögen eigentlich so viele Menschen kein Gemüse?

Diese Frage haben wir uns gestellt, als wir gerade dabei waren, unsere Methode Basenfasten zu entwickeln.

Und die Antwort, damals wie heute, lautet: Weil das Image von Gemüse den faden Beigeschmack von »langweilig« und »geschmacklich uninteressant« hat. Daran haben auch die Gemüse-Appelle der Ernährungswissenschaftler im Kampf gegen Übergewicht, Darmkrebs und Stoffwechselerkrankungen nicht wirklich was geändert. Hören Sie sich doch mal um und fragen Sie Ihre Freunde nach ihrem Gemüseverzehr. Viele rümpfen dabei sofort die Nase … Das liegt allerdings nicht daran, dass Gemüse an sich nicht schmeckt, sondern daran, dass die wenigsten Menschen die Vielfalt der Gemüsewelt kennen und sie immer nur dieselben drei Sorten Standardgemüse essen – es dabei verkochen oder langweilig zubereiten.

Die Restaurants, Krankenhausküchen, Schulküchen und Kantinen gehen hier mit schlechtem Beispiel voran. Bestellen Sie doch einmal ein Gericht mit Gemüse und schauen Sie auf den Teller: Wenn sie frisch zubereitet sind, dann sind es Miniportiönchen von Zucchini oder Karotte, bisweilen mit Ausstechförmchen attraktiv gemacht – am Rand eines mit Fleischbergen und Nudeln gefüllten Tellers. Oder das Gemüse ist nicht frisch zubereitet, und es erlebt dadurch erhebliche Geschmacks- und Vitalstoffverluste. Meine Schwester und ich nennen dies zynisch »Holländisches Gemüse: van der Büchs oder van der Truh« (für nicht Eingeweihte: aus der

Konserve oder aus der Tiefkühltruhe). Ja ja, ich weiß, Studien belegen, wie vitalstoffreich Tiefkühlgemüse ist. Doch mal ehrlich: Wir essen die Dinge dann, wenn sie schmecken – und Tiefkühlgemüse schmeckt so langweilig, dass nicht mal ich es gerne esse – und ich bezeichne mich wirklich als einen Gemüsefreak. Wenn Sie gesünder essen wollen, gibt es daher nur eines: die gesamte Gemüsewelt frisch erkunden und in der Küche phantasievoll verarbeiten.

Warum Vitalstoffpräparate Obst und Gemüse nicht ersetzen

Der Vitalstoffpräparatemarkt ist in den letzten Jahren expandiert. Die Fernsehwerbung überschwemmt uns damit und auch die Vertreter, die Arztpraxen besuchen, geben sich die Klinke in die Hand. »Das Leben ist doch so einfach. Quälen Sie sich doch nicht mit komplizierten Ernährungsregeln. Essen Sie, was Ihnen schmeckt und nehmen Sie ein (teures) Präparat dazu, in dem alle lebenswichtigen Vitalstoffe drin sind.« Na, wenn das nicht verlockend klingt. Aber mal ganz ehrlich: Die Vitalstoffe sind es, die den guten Geschmack am Essen ausmachen.

Warum glauben Sie, schmecken unreif geerntete Erdbeeren nach nichts und machen Blähungen? Weil die Vitamine und Bioaktivstoffe erst mit der Reife ausgebildet werden.

Warum schmeckt Ihnen Fleisch? Weil es mit basischen Zwiebeln, Gewürzen und Kräutern bearbeitet wird! Probieren Sie doch mal reines Tartar. Unsere Katze bekommt das ab und zu, und mein Sohn fragte vor einiger Zeit, ob wir Menschen so was auch essen könnten, denn er fand, es schmecke sehr komisch. Da gibt es noch ein weiteres Argument cleverer Geschäftemacher: Unsere Lebensmittel seien keine Lebensmittel mehr, weil sie durch den konventionellen Anbau mit Monokultur und Bodenauslaugung immer weniger Vitalstoffe enthalten. Das ist tatsächlich so. Statistiken belegen, dass der Vitalstoffgehalt in den letzten Jahren um bis zu 30% zurückgegangen ist. Unökologische Geschäftspraktiken mindern folglich die Lebensmittelqualität. Hier ist ein dringendes Umdenken beim Anbau von pflanzlichen Lebensmitteln angebracht! Biologisch-dynamischer Anbau wirkt der Bodenauslaugung entgegen. Und Vergleichszahlen belegen: Der Vitalstoffgehalt ist höher. Das können Sie schmecken und riechen! Die so wertvollen und leider empfindlichen sekundären Pflanzenstoffe liegen in biologisch angebauten Pflanzen in höheren Konzentrationen vor. Das beste Rezept gegen Vitalstoffmangel: Jeden Tag mehrere Portionen frisches und reifes Obst und Gemüse der Saison auf den Tisch!

Diese Obst- und Gemüsesorten sind basisch:

alle Jahreszeiten, meist regional:	
Äpfel	Sprossen
Austernpilze	Süßkartoffeln
Betakarotten (Urkarotten)	Topinambur
Champignons	Trüffelkartoffeln
Chicorée	Weißkohl
Chinakohl	Wirsing
Egerlinge	Zwiebeln
Knollensellerie	**alle Jahreszeiten, importiert:**
Kräuterseitlinge (Pilze)	Ananas
Kresse aus Kultur	Apfelbanane
Kürbiskerne	Aprikosenkerne
Kartoffeln	Bananen
Karotten	Baumerdbeeren (Tamarillos)
Leinsamen	Berberitze
Limetten	Cherrymoya (Rahmapfel)
Limonenseitlinge (Pilze)	Clementinen
Portabella-Pilze	Cranberries (Preiselbeerart)
Rettich	Granatäpfel
Rosenseitlinge (Pilze)	Grapefruits
Rote Bete	Guaven
Rotkohl	Igel-Stachelbart (Pom Pom blanc, Pilz)
Salate aus Kulturen: Melde, Löwenzahn, Portulak, Borretsch, Brunnenkresse	Kakifrucht (Sharonfrucht)
	Kapstachelbeeren (Physalis)
Samtfußrübli (Pilze)	Kiwis
Schalotten	Kumquats
Shiitake (Pilz)	Litschis
	Loquats (jap. Mispel)
Sonnenblumenkerne	Mandeln

Diese Obst- und Gemüsesorten sind basisch:

Mandarinen	Lattich	Frühlingszwiebeln
Mangos	Löwenzahn	Gurken
Maracujas	Morcheln	Heidelbeeren (ab August)
Okraschoten	Orchideensalat	Himbeeren
Oliven, grün und schwarz, ungefärbt (Ernte: November)	Salate: Batavia, Lattich, Eichblatt, Lollo rosso, Lollo bianco, Sauerampfer	Holunderbeeren
Orangen	Radieschen	Johannisbeeren, rot
Orlando (Zitrusfrüchtekreuzung)	Rhabarber	Johannisbeeren, schwarz
Papayas	Rukola	Johannisbeeren, weiß
Rosinen	Spinat	Jostabeeren
Satsumas	Spitzkohl	Kiwis
Sesam	Stielmus	Kirschen
Sternfrüchte	Wildkräuter	Knollenfenchel
Sultaninen	Zucchiniblüten	Knollensellerie
Trockenfrüchte, ungeschwefelt	**zusätzlich im Sommer:**	Krause Glucke (Pilz – je nach Witterung ab Mitte August)
Wasserkastanien	Aprikosen	Mangold
Zitronen	Auberginen	Maulbeeren
Vorsicht: Trotz Ihrer basischen Wirkung bremsen Zitrusfrüchte besonders in der kalten Jahreszeit den Stoffwechsel aus. Frierkatzen, Darmempfindliche, aber auch Allergiker sollten daher den Verzehr von Zitrusfrüchten einschränken.	Bleichsellerie (Staudensellerie)	Melonen
	Blumenkohl	Mirabellen
	Bovist (Pilzart)	Navets-Rübchen (Teltower Rübchen)
	Brokkoli	Nektarinen
zusätzlich im Frühling (März bis Juni):	Brombeeren	Paprika
Avocados	Buschbohnen	Pfifferlinge (je nach Witterung ab ca. Juni)
Brunnenkresse	Carli-Paprika	Pflaumen
Eistropfensalat	Dolma-Paprika	Pfirsich
Erdbeeren (ab Ende April)	Erbsen, frisch	Preiselbeeren
	Erdbeeren	Radieschen
Gartenkresse	Fenchel	Reineclauden

Diese Obst- und Gemüsesorten sind basisch:

Romanesco (Blumenkohlart)	Frühlingszwiebeln	Rettich, schwarz
Salate: Kopfsalat, Eisbergsalat, Batavia, Lollo rosso, Lollo bianco, Eichblatt, Rucola, Wildkräuter	Grapefruits	Semmelstoppler (Pilze – bis Ende Nov.)
	Herbsttrompeten (Pilz, getrocknet auch ganzjährig verwendbar)	Spitzkohl
		Steckrüben
Sauerkirschen	Himbeeren	Steinpilze (je nach Witterung Mitte September bis Ende Oktober, auch getrocknet ganzjährig verwendbar)
Sommertrüffel, weiß	Kapuzinerkresse	
Spitzkohl	Kiwis, einheimisch	
Stachelbeeren	Knollensellerie	Stielmus
Steckrüben	Krause Glucke (Pilz – je nach Witterung bis Ende September)	Tomaten (bis Ende September)
Stielmus		Topinambur
Tomaten	Kürbis, alle Arten	Trauben, rot und weiß
Zucchini	Lauch	Walnüsse
Zuckerschoten	Mangold	Winterrettich, weiß
zusätzlich im Herbst:	Maronen (Esskastanien)	Zuckerschoten
Äpfel	Melonen (bis Ende September)	Zwetschgen
Avocados	Morcheln	**zusätzlich Winter (dauert in unseren Breiten bis März):**
Birnen	Navets-Rübchen (Teltower Rübchen)	
Bleichsellerie (Staudensellerie)	Pampelmusen	Eiszapfen (weißer Rettich)
Blumenkohl	Paprika	Grapefruits
Brokkoli	Pastinaken	Grünkohl
Brombeeren	Petersilienwurzel	Minneolas (Orangenmandarine)
Buschbohnen	Pfifferlinge (bis Ende November)	Navets-Rübchen (Teltower Rübchen)
Butterrübchen	Pflaumen	Petersilienwurzel
Carli-Paprika	Preiselbeeren	Salate: Feldsalat, Endivien, Portulak
Chinakohl	Quitten	Steckrüben
Datteln, frische	Romanesco (Blumenkohlart)	Stielmus
Dolma-Paprika	Sanddornbeeren	schwarzer Rettich
Esskastanien (Maronen)	Salate: Endivien, Feldsalat, Orchideensalat, Radicchio, Portulak, Romanasalat, Friseesalat, Treviso	Schwarzwurzeln (bis Februar)
Feigen, einheimische		Trüffel (Dezember und Januar)
Fenchel (Knollenfenchel)		Winterrettich, weiß

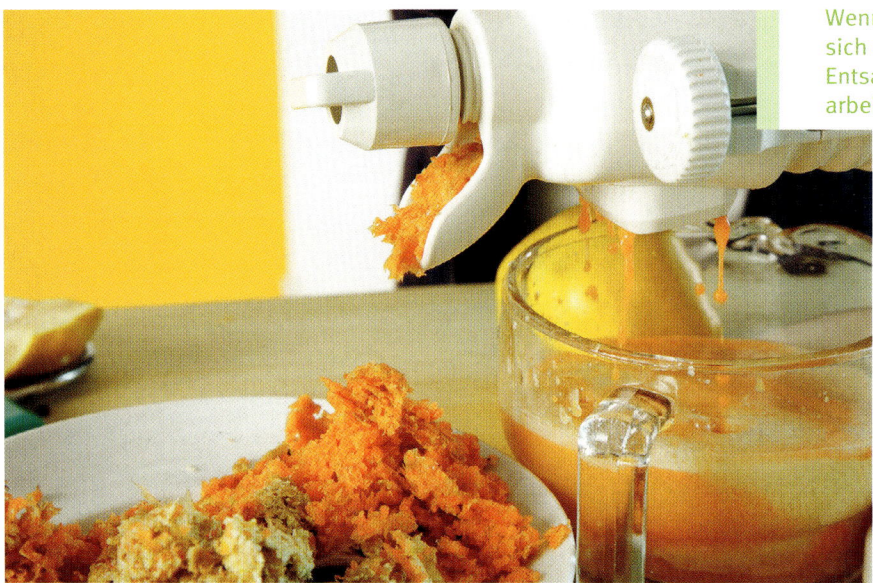

Wenn Sie frisch gepresste Säfte mögen, lohnt sich die Anschaffung eines professionellen Entsafters, der mit niedriger Geschwindigkeit arbeitet.

Frisch gepresste Säfte – basisches Frühstück

Eine Möglichkeit, Vitalstoffe frisch und direkt aufzunehmen, ist der frisch gepresste Saft. Ein frisch gepresster Saft am Morgen ist ein regelrechter Muntermacher. Und denken Sie nun ja nicht, es wäre egal, ob ein Saft aus der Flasche kommt oder ob er frisch gepresst ist. Ich persönlich liebe Karottensaft am liebsten mit Apfel gemischt, sofern er frisch gepresst ist. Aus der Flasche kann ich Karottensaft nicht ausstehen. Er schmeckt kein bisschen nach einer frischen Karotte. Und wenn Sie Kinder haben, ist ein Entsafter im Hause ein Muss – Säfte trinken Kinder jederzeit. Doch auch Entsafter sind nicht alle gleich (S. 76). Wenn Sie zum Frühstück einen frisch gepressten Saft trinken, bedenken Sie

bitte, dass es sich dabei um eine Mahlzeit handelt – kauen Sie den Saft, speicheln Sie ihn gut ein. So können die Vitamine und Mineralien besser aufgenommen werden. Bei Kindern bin ich da nicht so pingelig – Hauptsache, sie erhalten ihre Vitalstoffe.

Nüsse und Samen: gesunde Snacks

Samen müssen Sie nicht zwangsläufig keimen. Sie können Samen wie Sonnenblumenkerne, Kürbiskerne und Sesam auch einfach so knabbern. Allerdings ist die gekeimte Form für unsere Verdauung günstiger, weil die Samen so weicher sind und besser zu kauen, zudem sind sie als Keimlinge schon durch die Enzyme leicht »vorverdaut«. Wenn Sie allerdings Lust auf etwas zu knabbern haben, ist es in je-

dem Fall gesünder, Kürbiskerne zu naschen. Die ungesunden Chips lassen Sie lieber im Regal stehen. Auch Nüsse sind gesunde Snacks. Ganz basisch sind nur Mandeln, Aprikosenkerne und frische Walnüsse. Alle anderen Nüsse sind zwar leicht säurebildend und kalorienreich, enthalten jedoch auch viele wertvolle Vitalstoffe. Wenn sie viel unterwegs sind, sollten Sie immer ein kleines Päckchen mit Nüssen, Rosinen oder anderem Trockenobst dabei haben, damit Sie, wenn Sie Hunger oder Gelüste überfallen, etwas Gesundes und Basenreiches griffbereit haben.

Sesamsalz – der basische Salzersatz

Eine optimale Art, Sesam zu verzehren, ist in Form von Sesamsalz. Sesamsalz besteht aus gemahlenem und geröstetem Sesam, in den eine geringe Menge Salz untergemischt ist. Achten Sie beim Kauf des Sesamsalzes darauf, dass der Salzgehalt nicht über 5 % liegt. Manche Firmen bieten Sesamsalz mit bis zu 13 % Salzanteil an. Sesamsalz schmeckt herrlich nussig und verfeinert jedes Salat- und Gemüsearoma. Und: Sie verringern dadurch, ohne es zu merken, Ihre Salzzufuhr.

Das ganze Jahr verfügbar: ungeschwefeltes Trockenobst

Trockenobst ist eine ideale Zwischenmahlzeit – solange es ungeschwefelt ist. In Naturkostläden und Reformhäusern finden Sie eine große Auswahl an getrockneten Obstsorten. Sie enthalten jede Menge wertvoller Vitalstoffe.

Kräuter – frisch oder getrocknet ein Genuss

Kräuter sind wichtige Basenspender und dürfen, außer beim morgendlichen Obst, bei keiner Mahlzeit fehlen. Im späten Frühling, im Sommer und im Herbst werden Kräuter frisch, aus dem Garten oder von der Fensterbank verwendet, im Winter und im Früh

jahr helfen frische Keimlinge (S. 92), die vitaminlose kalte Jahreszeit zu überbrücken.

Außerdem können Sie alle Gewürze und Gewürzmischungen aus biologischem Anbau, die kein oder wenig Salz enthalten und die frei von Geschmacksverstärkern (Glutamate, Guanylate – oft hinter E 620 bis E 625 versteckt) sind, verwenden. Gewürzmischungen und fertige Gemüsebrühen, die Hefeextrakt als natürlichen Geschmacksverstärker enthalten, sind für die basische Küche verwendbar. Wenn Sie jedoch eine starke Glutamatunverträglichkeit haben, sollten Sie auf Produkte mit Hefeextrakt verzichten.

Hier eine Auswahl an Trockenobstsorten:	
Sorte	enthält reichlich
Ananas	Enzyme
Aprikose	Kalium, Eisen, Mangan
Banane	Kalium, Magnesium, Eisen, Mangan
Birne	Eisen, Zink
Brombeeren	Magnesium, Eisen, Zink, Mangan
Cranberries	Bioaktivstoffe
Feigen	Eisen, Zink
Papaya	Enzyme
Pfirsich	Kalium, Eisen
Rosinen	Eisen, Zink

Geeignete Kräuter

Basilikum	Ingwer	Muskatnuss	Schwarzkümmel
Beinwell	Kamille	Nelken	Sellerieblätter
Bibernell	Kapern (ohne Essig)	Oregano	Thymian
Bockshornklee	Kardamom	Petersilie	Tumeric (Kurkuma)
Bohnenkraut	Kerbel	Pfeffer, weiß, rosa, grün, rot, schwarz	Vanille
Borretsch	Koriander		Veilchenblüten
Brennnessel	Kreuzkümmel	Pfefferminze	Wildkräutermischung
Chilischoten	Kümmel	Piment (Nelkenpfeffer)	Ysop
Dill	Kurkuma	Rosmarin	Zimt
Fenchelsamen	Lavendelblüten	Safran	Zitronenmelisse
frische Sprossen	Liebstöckel	Salbei	Zitronenpfeffer
Gänseblümchen	Majoran	Schabzigerklee	Zitronenthymian
Giersch	Meerrettich	Schachtelhalm	
Glattpetersilie	Melisse	Schnittlauch	

Kaltgepresste Pflanzenöle

Öle wirken neutral und bereichern damit die basische Küche, denn sie wirken als Geschmacksträger und verfeinern jedes Gericht. Achten Sie beim Kauf Ihrer Öle darauf, stets solche von hervorragender Qualität zu verwenden. Zum Braten eignet sich besonders Rapsöl. Wenn Sie andere Öle verwenden, sollten Sie diese nicht zu stark erhitzen. Nutzen Sie die Öl-vielfalt auf dem Markt und trauen Sie sich mal, neue, unbekannte Ölsorten zu probieren: z. B. geröstetes Sesamöl über den Salat, oder wie wäre es mit Hanföl?

Auswahl an wertvollen Ölen
Arganöl, auch geröstet
Distelöl
Hanföl
Haselnussöl, auch geröstet
Kürbiskernöl, auch geröstet
Leinöl
Mandelöl
Olivenöl
Rapsöl
Sesamöl, auch geröstet
Sonnenblumenöl
Rapsöl
Traubenkernöl
Walnussöl, auch geröstet
Weizenkeimöl

Basische Einkaufsliste

Bevor Sie nun Ihr Leben basenreicher gestalten, sollten Sie einen kleinen Küchencheck vornehmen. Zum einen sollten Sie sich einen basischen Grundvorrat zulegen, damit immer genügend Basisches im Haus ist. Zum anderen gibt es einige nützliche Kü-chenhelfer, die Ihnen bei der gesunden und leckeren Zubereitung basenreicher Rezepte zur Seite stehen.

Tipp: Haben Sie kein Geschäft in Ihrer Nähe, in dem Sie Sesamsalz, Erdmandelflocken oder basische Biolebensmittel erhalten?

Basische Einkaufsliste
reines Quellwasser, 20 bis 25 Liter
1–2 Päckchen Kräutertee – ohne Früchte, Roibusch oder Aromen
2–3 Sorten kaltgepresste Öle – am besten Oliven- und Sonnenblumenöl
Zitronen für das Salatdressing und für die Fruchtsalate
1 Päckchen Chufas-Nüssli (Erdmandelflocken aus dem Reformhaus oder Bioladen)
1 kleines Päckchen Mandelblättchen oder Mandelstifte
1 Päckchen geschälte oder ungeschälte Mandeln
1 kleines Glas Mandelmus – bitte ohne Honig
1 Glas Sesamsalz (Gomasio) – aus dem Reformhaus oder Bioladen
1 Päckchen Sesamsaat oder Ölsaatenmischung (Reformhaus)
1 Päckchen Sonnenblumenkerne aus kontrolliert biologischem Anbau
Gewürze: schwarzer, weißer und bunter Pfeffer, Galgant, Curcuma, Korianderkörner, Bockshornklee, Bohnenkraut, Schwarzkümmel, Liebstöckel (Reformhaus)
2 Päckchen Gemüsebrühe als Würfel oder in der Dose. Achten Sie darauf, dass die Gemüsebrühe keine Geschmacksverstärker wie Glutamat enthält.
1 Kilo Kartoffeln, verschiedene Sorten
1 Kilo Karotten
einige Schalotten und Gemüsezwiebeln. Sie können auch nur Gemüsezwiebeln kaufen.
einige Bananen
2–3 Päckchen ungeschwefeltes Trockenobst nach Wahl, z. B. getrocknete Apfelringe, getrocknete Aprikosen, getrocknete Feigen
1 Glas schwarze ungefärbte Oliven ohne Knoblauch und Essig, evtl. auch 1 Glas grüne Oliven
1 Topf Glattpetersilie oder Schnittlauch für Ihre Salate – im Topf halten sich diese Kräuter länger frisch als in geschnittener Form
je 1 Topf Basilikum, Rosmarin, Zitronenthymian oder Thymian für die Salate und für die Gemüsegerichte

Unter www.e-biomarkt.de finden Sie unter der Rubrik »Basenfasten« alle dort verfügbaren Lebensmittel sowie ein basisches Starterpaket. E-Biomarkt verschickt auch ins europäische Ausland.

Nachgefragt: Wodurch wird ein Nahrungsmittel zum Basenlieferanten?

Basenbildende Nahrungsmittel sind die meisten Obst- und Gemüsesorten, Kräuter, einige Nüsse und Samen sowie Keimlinge. Es sind die Nahrungsmittel, die über einen hohen Anteil an basischen Mineralstoffen wie Kalium, Magnesium und Kalzium und deren organische Salze wie Malate und Fumarate verfügen und nur wenig Eiweiß enthalten. Sie werden im Körper basisch verstoffwechselt. Besonders der Kaliumgehalt eines Nahrungsmittels spielt bei der Bewertung seiner basenbildenden Eigenschaft eine große Rolle. Es gibt für die Berechnung der basischen Wirkung Formeln, die allerdings nur ungefähr einen Anhaltspunkt geben, denn sie berücksichtigen nicht alle basenbildenden Komponenten des Nahrungsmittels.

Problem bei der Berechnung sind auch schwankende Mineraliengehalte in Abhängigkeit von der Saison, der Reife und der Art des Anbaus. Mineraliengehalte für die Berechnung solcher Formeln werden der allgemein anerkannten Lebensmitteltabelle der Deutschen Forschungsanstalt für Lebensmittelchemie (»Der kleine Souci Fachmann Kraut«) entnommen.

Basenbildner sind im Wesentlichen die meisten Pflanzen, vor allem
- Wurzeln, Blätter, Blüten und viele Früchte,
- Samen, frische Kräuter und frische Keimlinge.
- Lediglich Spargel, Artischocken und Rosenkohl sind säurebildende Pflanzen.

Alle tierischen Produkte mit Ausnahme von Butter und Rohmilch sind dagegen säurebildend.

Sonstige Nahrungsmittel, die basenbildend wirken:

- Algen (Nori, Wakame, Hijiki, Chlorella, Spirulina)
- Blütenpollen
- Erdmandelflocken oder auch Chufas-Nüssli (Reformhaus) – *die* Zutat für Ihr basisches Müsli
- frische Walnüsse
- Hanfsamen, geröstet
- Hefeflocken
- Kanne Brottrunk
- Kürbiskerne
- Kürbiskernmus
- Leinsamen, -schrot
- Mandeln
- Mandelmus – ohne Honigzusatz
- Mohnsamen
- Ölsaatenmischung (Reformhaus/Naturkostladen) – aus Kürbiskernen, Sesam, Leinsamen und Sonnenblumenkernen
- Sesam
- Sesamsalz (Gomasio)
- Sonnenblumenkerne
- Sonnenblumenkernmus
- Tahin (Sesammus)
- Umeboshi-Aprikosen
- Apfelsaftkonzentrat, Apfelkraut
- Agavendicksaft
- Birnenkraut, Birnendicksaft zum Süßen

31

Kaliumreiche Basenbildner:			
Obst und Gemüse	Kaliumgehalt	Obst und Gemüse	Kaliumgehalt
Apfelringe, getrocknet	620 mg	Mandeln	835 mg
Aprikosen	280 mg	Mangold	375 mg
Aprikosen, getrocknet	1370 mg	Maronen	705 mg
Austernpilze	255 mg	Mungobohnen	130 mg
Avocado	485 mg	Pastinaken	525 mg
Bananen	370 mg	Petersilie	810 mg
Champignons	390 mg	Petersilienwurzel	400 mg
Datteln, getrocknet	650 mg	Rettich	430 mg
Feigen	250 mg	Portulak	390 mg
Feigen, getrocknet	850 mg	Rote Rüben	405 mg
Feldsalat	420 mg	Sellerie	415 mg
Fenchel	395 mg	Sesamsamen	460 mg
Gartenkresse	550 mg	Spinat	555 mg
Grünkohl	450 mg	Sonnenblumenkerne	725 mg
Johannisbeere, schwarz	305 mg	Süßkartoffeln	370 mg
Johannisbeere, rot	255 mg	Steinpilze	340 mg
Kartoffeln	420 mg	Topinambur	480 mg
Kiwis	315 mg	Walnüsse	545 mg
Kürbis	305 mg		

Wasser – unser Lebenselixier

Wir bestehen zu gut 80 % aus Wasser, jüngere Menschen aus mehr, ältere Menschen aus weniger Wasser – weshalb die Haut im Alter an Elastizität verliert. Wasser ist ein Transportmedium, das viele lebenswichtige Stoffe in die Zellen transportiert, das aber auch verbrauchte – und für die Zelle schädigende Stoffe – wieder heraustransportiert. So wie wir morgens unter der Dusche abgestorbene Hautschüppchen und Schweiß abwaschen, so durchspült Wasser, das wir trinken, unsere Zellen, die Lymphe und unser Bindegewebe.

Dusche für Zellen, Lymphe und Bindegewebe

Die meisten Menschen trinken zu wenig. Sie sollten täglich zwei bis drei Liter Wasser oder verdünnten Kräutertee trinken. Das entspricht der Menge, die der Körper pro Tag ausscheidet und die nachgefüllt werden muss. Verständlich ist, dass auch die Qualität des Wassers von Bedeutung ist. Am besten werden die Nieren durchspült, wenn reines, mineralienarmes Quellwasser getrunken wird. Das gibt es – außer im Wald an Quellen – in zum Teil hervorragender Qualität zu kaufen. Gehören Sie auch zu den Menschen, denen Quellwasser nicht schmeckt, weil es nach nichts – bei uns sagt man nach »eingeschlafenen Füßen« schmeckt? Dann sind Ihre Geschmacksnerven durch die vielen industriell gefertigten Lebensmittel und Getränke schon sehr abgestumpft.

Bringen Sie neues Leben in Ihr Geschmacksempfinden und lassen Sie sich mal auf einige Tage mit Quellwasser ein. Essen Sie »normal«, wie Sie es bislang gewohnt waren und ändern Sie nur das Trinken. Trinken Sie zwei oder mehr Liter reines Quellwasser zwischen den Mahlzeiten – Sie werden sehen, wie schnell Sie sich daran gewöhnen und nach einiger Zeit gesprudeltes Wasser, städtisches Leitungswasser oder gesüßte Getränke gar nicht mehr ertragen können. Mir und meiner Familie geht es jedenfalls schon lange so. Wir trinken fast nur Lauretana-Wasser. Dieses Wasser stammt aus der nahezu unberührten Natur des italienischen Monte-Rosa-Massivs und wird frei fließend, ohne Druck abgefüllt. Graglia, der Ort der Abfüllung, ist ein berühmter Wallfahrtsort – die Quelle der heiligen Loretta. Es ist besonders mineralienarm, hat den für Wasser optimalen pH-Wert von 7 und ist »transportfähig«, das heißt, es ist in der Lage, Abfallstoffe aus dem Blut und dem Bindegewebe auszuscheiden. Diese Wirkung ist so stark, dass einer Patientin bereits 250 ml Lauretana genügten, um zwölf Stunden später einen Nierenstein auszuscheiden.

Für mich war es eine besondere Freude, aus dem Mund meines 18-jährigen Sohnes zu hören, dass er bei seinem Segeltörn in Holland vor allem eines vermisst hat: das gute Lauretana. Er hatte einige Flaschen im Gepäck, und als die leer waren, musste er dort Wasser kaufen – der Qualitätsunterschied hat ihn nachhaltig beeindruckt. Immerhin gibt es in Spitzenrestaurants inzwischen exklusive Wasser auf den Getränkekarten. Es ist ganz spannend, verschiedene

Wasser zu probieren. Wasser müssen Sie übrigens nicht unbedingt kalt trinken – auch warm oder heiß ist Wasser ein durchspülendes Getränk. Im Ayurveda ist es üblich, täglich heißes Wasser in größeren Mengen zu trinken. Besonders ein Glas heißes

Wasser am frühen Morgen gleich nach dem Aufstehen regt die Verdauungstätigkeit an. Auch stark verdünnte Kräutertees – d. h. ein Beutel auf einen Liter Wasser – oder heißes Wasser mit frischer Ingwerwurzel sind als durchspülende Getränke geeignet.

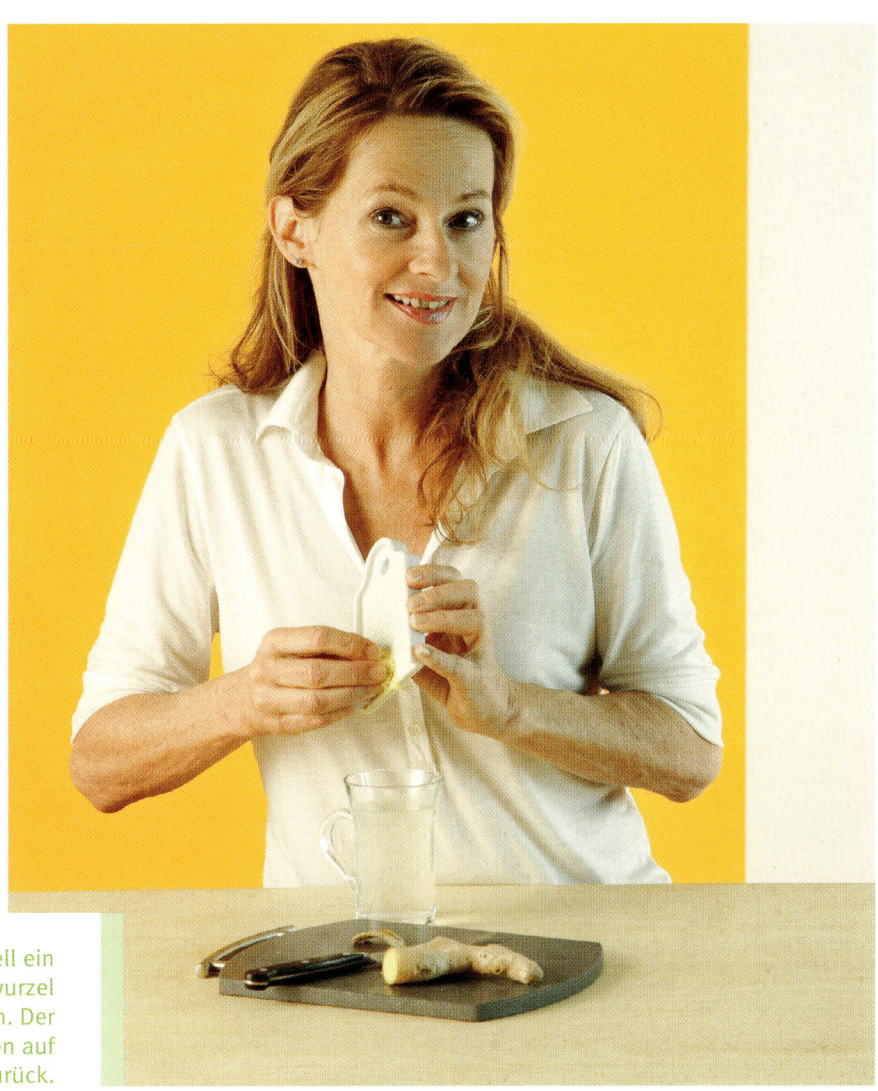

Mithilfe einer Ingwerreibe lässt sich schnell ein Ingwertee zubereiten. Einfach 1 cm Ingwerwurzel abschneiden, dünn schälen und reiben. Der Ingwersaft tropft ins Glas, die Fasern bleiben auf der Reibe zurück.

33

10 goldene Tipps für eine basenreichere Küche

Wenn Sie Ihr Leben basenreicher gestalten wollen, ist die richtige Auswahl der Nahrungsmittel das A und O. Doch auch die Art und Weise, wie Sie Ihre Lebensmittel zu sich nehmen, ist entscheidend dafür, wie gut sie Ihnen und Ihrer Gesundheit tun. Die folgenden Tipps zeigen Ihnen, worauf es ankommt.

1. Kauen Sie gründlich – Ihr Darm hat keine Zähne

Die meisten Menschen schlingen ihr Essen gedankenlos herunter und kauen einen Bissen höchstens zwei- bis dreimal. Doch genau zum Zerkleinern der Nahrung haben wir Zähne im Mund – die Schneidezähne sollten dabei als Messer funktionieren und die Mahlzähne zum Zermahlen der Nahrung. Zusammen mit dem enzymreichen Speichel entsteht dabei ein Nahrungsbrei. Wenn Sie allerdings nicht richtig kauen, können die wertvollen Nährstoffe auch nicht optimal aufgenommen werden. Und der positive Nebeneffekt des guten Kauens ist,

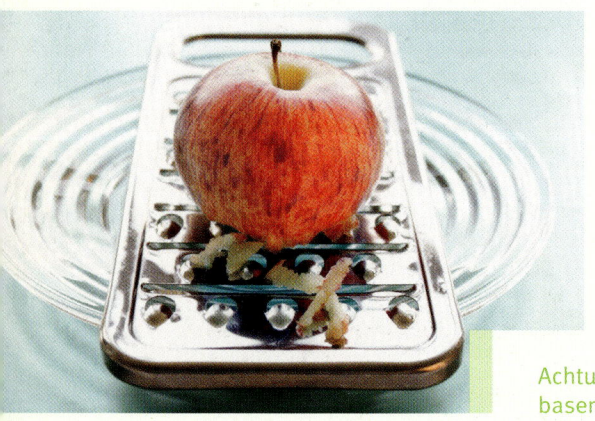

dass Sie schneller satt werden und damit weniger essen.

Runterwürgen und andere schlechte Essgewohnheiten sollten Sie sich schnell abgewöhnen! Gutes Kauen ist gar nicht so schwer. Probieren Sie es aus mit einem dünnen Apfelschnitz, der 2 cm dick ist:. Sie sollten ihn mindestens dreißigmal kauen. Fortgeschrittene schaffen sechzig- bis achtzigmal! Nehmen Sie immer nur kleine Portionen in den Mund – so fällt das gute Kauen leichter. Damit erreichen Sie, dass Sie Ihre Wohlfühlessmenge finden!

2. Nur reifes Obst und Gemüse sind wirklich basenreich

Leider wird diese Tatsache selten beachtet, und es gibt immer mehr unreifes und basenarmes Obst und Gemüse auf dem Markt. Erdbeeren sind selten wirklich rot und saftig, haben entsprechend fast kein Aroma und wenig basenbildende Mineralien und Bioaktivstoffe. Damit haben sie deutlich weniger gesundheitlichen Wert.

Und auch grüne Tomaten und harte Avocados tragen nicht zu einer basenreichen Kost bei. Achten Sie unbedingt darauf, dass Sie reifes Obst und Gemüse kaufen und verzehren. Unreifes Obst und Gemüse werden nicht basisch verstoffwechselt und können bei Menschen mit empfindlichem Magen und Darm leicht zu Blähungen und Schmerzen führen.

Achtung: unreifes Obst liefert wenig basenbildende Mineralien.

3. Essen Sie mehr Salat und Gemüse als Obst

Oft höre ich von Patienten, die zwar hin und wieder Obst essen, um ihr schlechtes Gewissen zu beruhigen, um Salat und Gemüse aber einen großen Bogen machen. Das bringt Sie gesundheitlich nicht wirklich weiter.

In Salaten, Kräutern, Sprossen und Gemüse sind so viele Vitalstoffe drin, die Sie aus Obst allein nicht erhalten. Es ist wichtig, mengenmäßig deutlich mehr Salate und Gemüse zu verzehren als Obst. Wenn Sie zu viel Obst essen, vor allem am Abend, können leicht Blähungen entstehen. Daher empfehlen wir folgendes Mengenverhältnis von Obst und Gemüse bei der täglichen Nahrungsaufnahme:

Der Anteil von Obst am Gesamtessen pro Tag sollte 20 % nicht überschreiten und der Anteil von Gemüse sollte dementsprechend bei 80 % liegen. Die Obstmahlzeit sollte dabei am Vormittag liegen, die Gemüsemahlzeiten am Mittag und am Abend.

Warum ist das so wichtig? Obst enthält sehr viel Zucker, viel Wasser und wird dadurch auch schneller durch die Verdauungswege geschleust als Gemüse. Trifft das Obst im Darm auf noch nicht verdautes Gemüse, fängt das Obst an zu gären. Die Gärung erzeugt Blähungen, unter deren unangenehmen Auswirkungen viele Menschen leiden. Das ist insbesondere dann der Fall, wenn die Bakterienzusammensetzung im Darm nicht in Ordnung ist. So verhindern Sie unangenehme Blähungen:

Kaufen Sie Obst und Gemüse,
wenn es Saison hat.

- Essen Sie nur reifes Obst,
- kauen Sie gut,
- verzehren Sie mehr Gemüse und Salat als Obst und
- essen Sie nach 14 Uhr keine Rohkost mehr.

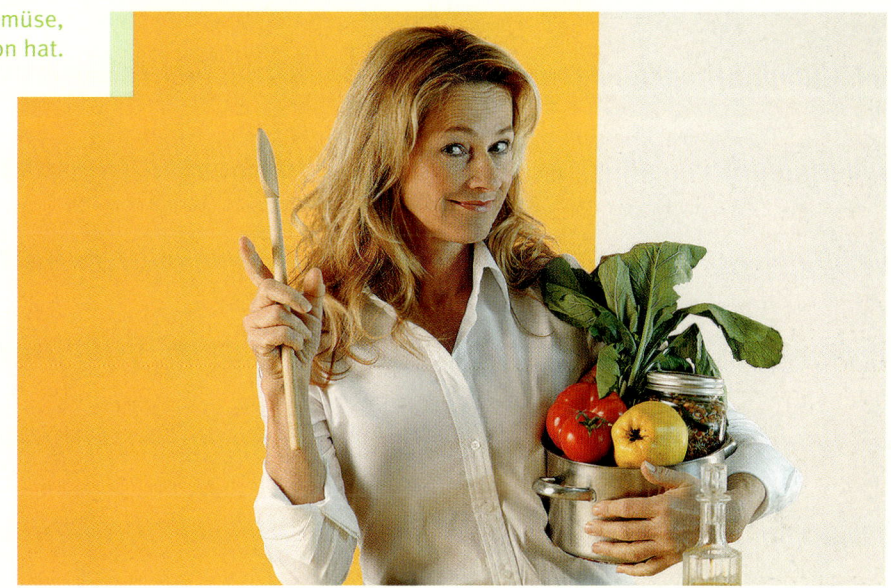

4. Bevorzugen Sie Nahrungsmittel der Saison

Der jahreszeitliche Bezug zu Nahrungsmitteln ist den meisten Menschen verloren gegangen. Kein Wunder, denn wir können immer alles bekommen. Erdbeeren an Weihnachten, Tomaten im Januar, Pfirsiche und Pflaumen im Februar, Trauben und Feigen mitten im Winter. Und wie grässlich das schmeckt! Und wie teuer das ist! Und wie pestizidbelastet Sie sind! Was soll das? Gehen Sie die Saisontabelle (S. 25 ff.) in diesem Buch durch und beachten Sie bei den Rezepten in diesem Buch die Jahreszeitenempfehlungen.

Kaufen Sie in Zukunft viel auf dem Wochenmarkt bei einem Händler aus der Region ein. Fragen Sie ihn, woher das Obst und Gemüse stammt, das er anbietet. Sie werden sehen, dass auf der Hauptverkaufstheke meist teure Exoten stehen, während die regionalen und preiswerteren Gemüse der Saison etwas abseits ihr Dasein fristen – Petersilienwurzeln, Karotten, Pastinaken, Rote Bete, Sellerie, Schwarzwurzeln, Kohl in allen Variationen. Kaufen Sie einfach die Lebensmittel, die aus der Region sind. Das ist gut für die Gesundheit und für den Geldbeutel.

5. Bevorzugen Sie regionale Lebensmittel

Regionale Lebensmittel haben den Vorteil, dass die Transportwege kurz sind und die Chance, dass sie reif geliefert werden, damit größer ist. Leider sind kurze Transportwege keine Garantie für reifes Obst und Gemüse, weshalb Sie beim Einkaufen immer gut prüfen sollten, ob die Ware auch ausgereift ist. Ein positiver Nebeneffekt der kurzen Transportwege ist die niedrigere Belastung der Umwelt. Manchmal lässt es sich dennoch nicht vermeiden, importierte Lebensmittel zu kaufen, besonders im Winter.

Wenn Sie gegen Ende des Winters immer mehr Lust auf etwas Frisches verspüren, etwa auf eine saftige Ananas oder eine Maracuja, dann gönnen Sie sie sich – ohne schlechtes Gewissen. Wichtig ist, dass Sie eine Flugananas kaufen, die wirklich reif und saftig ist

und eine Maracuja, die so richtig geschrumpft aussieht, d. h., sie ist reif. Diese exotischen und leckeren Lebensmittel sollten bei uns eher die Ausnahme sein, sie schmecken in den Ländern, in denen sie wachsen, ohnehin viel besser, weil sie dort immer frischer sind. Und wie ist es mit Orangen und Bananen? Na ja, streng genommen sind auch diese Lebensmittel Importware, aber sie sind schon so lange bei uns eingebürgert, dass ich hier etwas großzügiger bin, denn sonst hätten wir im Winter außer Äpfeln kein Obst zur Verfügung.

6. Bevorzugen Sie Lebensmittel aus biologischer Herkunft

Muss es denn Bio sein? Die Bio-Diskussion ist in aller Munde. Von jedem so ausgelegt, wie es ihm passt. Wer noch nicht Bio gekauft hat, sagt: »Siehst du, ich wusste es ja!« bei jedem noch so kleinen Skandal. Die Bioanhänger ver

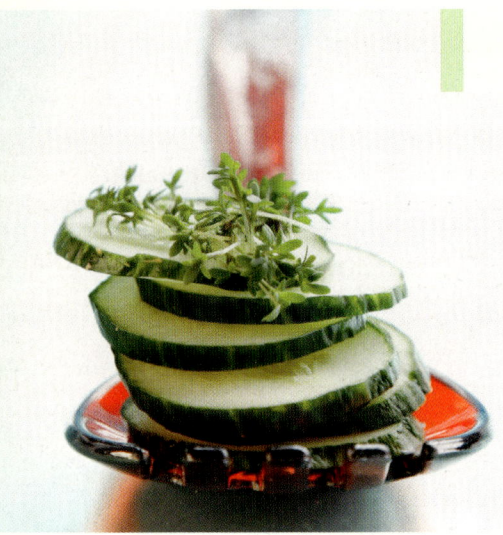

Rohkost vertragen viele Menschen am Abend nicht mehr so gut.

teidigen Bio. Ich bekenne mich zu letzteren. Aber was sind die Fakten? Als ich in den Siebzigern meine ersten Vollkornbrote im einzigen Bioladen der Stadt einkaufen ging, wurde mir das Brot von Menschen verkauft, die voll und ganz hinter der Ideologie standen. Heute führt jeder Supermarkt eine Biomarke und selbst in Biosupermärkten weiß die Verkäuferin nicht unbedingt, was ein milchsauer vergorener Gemüsesaft ist und in welchem Regal der steht.

Das ist eben so, wenn Methoden populär werden, und Bio ist populär geworden. Und das finde ich auch gut, trotz der Pannen. Wir leben in einer Wirtschaftsordnung, in der Gewinnorientierung an erster Stelle steht. Aus diesem Grund wurden kürzlich von der EU zwar einige besonders gefährliche Pestizide verboten, da viele aber noch eine Zulassung bis 2017 haben, dürfen sie noch weiter verwendet werden. Dass sie krebserregend wirken und das Erbgut schädigen, reicht offenbar nicht aus, um

sie sofort vom Markt zu nehmen. Insgesamt werden in der EU jährlich 300 000 Tonnen Pestizide industriell eingesetzt – der private Verbrauch nicht eingerechnet. Dies ist nur ein Detail aus dem konventionellen Anbau.

Bereits mit dem EU-Bio-Siegel sind solche Gefahren deutlich reduziert. Wirklich streng handhabt es Demeter, ein Bio-Verband der ersten Stunde (www. demeter.de). Dennoch ist es nicht zu vermeiden, dass auch schwarze Schafe auftauchen, die von Profitgier bestimmt sind. So werden konventionelle Obstkisten eben mal über Nacht zu Bio. Oder es werden doch verbotene Pestizide eingesetzt. Hier gilt: Mit steigender Nachfrage nach Bio mehrt sich auch die Gefahr, dass Einzelne damit Schindluder treiben. Das sollte Sie nicht davon abhalten, Bio zu bevorzugen.

7. Essen Sie Rohkost nur dann, wenn Sie sie auch wirklich gut vertragen

Wenn Sie über eine gute Verdauung verfügen und nicht so leicht von Blähungen geplagt werden, ist Rohkost eine gesunde Sache, denn darin sind die meisten Vitalstoffe enthalten – sofern das Gemüse reif ist und aus biologischem Anbau stammt. Die Erfahrung zeigt uns allerdings, dass viele Menschen zunehmend Bauchschmerzen, Blähungen oder gar Schlafstörungen davon bekommen. Die heutigen Därme sind zu verwöhnt von industriell vorgefertigter Kost, Breichen, Milchprodukten – für die man keine Zähne benötigt, weil Milch

ja ursprünglich für zahnlose Kälbchen und Zicklein geschaffen wurde. Rohkost ist für sie ein Kulturschock. Wenn Sie Rohkost bislang gescheut haben, sollten Sie nicht von einem auf den anderen Tag damit beginnen.

Essen Sie morgens Ihr Obst, wenn Sie es vertragen, auch mittags einen Rohkostsalat und abends dann keine Rohkost mehr. Übrigens ist Rohkost auch für Menschen, die einen geschwächten Nierenmeridian haben – Symptome wie kalte Hände und kalte Füße – schwierig. Oft spüren diese Menschen das und essen von sich aus eher eine wärmende Suppe als eine kalte Möhre.

8. Vermeiden Sie Rohkost nach 14 Uhr

Wie gut oder schlecht auch immer Sie Rohkost vertragen, nach 14 Uhr sollten Sie darauf verzichten, denn danach und vor allem am Abend ist sie bei fast allen Menschen schlechter verträglich. Das hängt mit dem Leberrhythmus zusammen, da die Leber sich nach 14 Uhr mit ihrer internen Entgiftungsarbeit beschäftigt. Diese Entgiftungsarbeit dauert die ganze Nacht an. Die Leber baut in dieser Zeit Stoffe um in solche, die der Organismus für seine Funktionen benötigt. Die daraus entstehenden Abfälle, das heißt verbrauchte saure Stoffwechselabbauprodukte, werden am nächsten Morgen meist mit dem Urin ausgeschieden, weshalb der Urin morgens auch immer ein wenig saurer ist. Stören Sie Ihre Leber nicht bei dieser Arbeit und denken Sie immer daran:

Jede Art von Rohkost, auch Obst, die Sie nach 14 Uhr zu sich nehmen, belastet Ihre Leber! Vermeiden Sie auch, Rohkost nach einer gekochten Kost zu essen.

Die Verdauungszeiten von Rohkost, vor allem Obst, und gekochter Kost sind verschieden, und es kann so leicht zu Blähungen kommen.

9. Am Abend gilt: wenig und früh essen!

Nicht nur was Sie essen, sondern auch wann Sie es essen, ist für Ihre Gesundheit wichtig. Eine fette Pizza mit Wein, einem Dessert und das noch zu später Stunde, sind für die Leber und die Verdauungsorgane eine riesige Herausforderung, die Sie nur in Ausnahmefällen zulassen sollten. Alles, was Sie nach 18 Uhr essen, belastet Ihren Verdauungsapparat, insbesondere die Leber. Sie setzen leichter Fett an und der Schlaf ist weniger erholsam. Wenn Sie gesund und schlank bleiben wollen, ist es wichtig, dass Sie Ihr Abendessen nur ausnahmsweise später zu sich nehmen. Wenn Sie erst spät von der Arbeit nach Hause kommen, sollten Sie sich angewöhnen, nur eine Kleinigkeit zu essen, etwa eine Gemüsebrühe oder -suppe bzw. einige Kartoffeln mit Pesto. Keinesfalls sollten Sie abends spät noch ein paar Käse- oder Wurstbrote in sich hineinstopfen oder gar eine ganze warme Mahlzeit mit Fleisch, Fisch oder ein Gratin verzehren. Das ist pures Hüftgold.

10. Bevorzugen Sie Frischkost

Ursprünglich hat man Speisen durch Kochen oder Einlegen haltbar gemacht, weil man in der Erntezeit im Herbst nicht alles essen konnte, was die Natur bietet und im Winter dafür nur lagerfähiges Wurzelgemüse zur Verfügung hatte. Dagegen ist auch nichts zu sagen. Inzwischen sind wir überschwemmt von lange haltbaren Lebensmitteln, sodass kaum noch jemand weiß, wie eigentlich das frische Original schmeckt. Es soll Kinder geben, die nicht wissen, wie eine Kartoffel aussieht, geschweige denn wie sie alleine schmeckt, nicht als Pommes mit Majo.

Wenn Sie Wert darauf legen, viele Vitalstoffe mit Ihrer Nahrung aufzunehmen, sollten Sie frische Waren verzehren – insbesondere frisches Obst und Gemüse. Die kleinen Smoothies, die man überall unter verschiedenem Namen kaufen kann und die angeblich Ihren Tagesbedarf decken, sind Mogelpackungen, denn Wissenschaftlern zufolge decken sie eben nicht den Tagesbedarf. Dazu kommt, dass sie längst nicht so gut schmecken wie ein frischer Fruchtmix oder wie ein frisch gepresster Saft. Auch Light-Produkte und fettreduzierte Waren bringen nicht den gewünschten Erfolg, wenn es um Gewichtsreduktion geht, wie Studien belegen. Lassen Sie doch einfach die Lebensmittel, wie sie sind, und essen Sie weniger davon! Auch Tiefkühlkost ist für mich keine echte Alternative zu frischem Gemüse. Es schmeckt einfach nicht so gut. Ich finde auch Tiefkühlfisch nicht so toll. Dennoch muss es manchmal schnell gehen und dann hat man einfach keine Zeit, um Gemüse zu schälen. Für solche Fälle finden Sie ab Seite 30 einige Fertigprodukte, die noch vertretbar sind – solange Sie sich nicht ausschließlich davon ernähren.

Dämpfen – die schonende Zubereitung: Die schonendste Art der Nahrungs-Gemüsezubereitung ist Dämpfen und Dünsten – bis das Gemüse »al dente«, also zum Reinbeißen, ist. Anbraten sollten Sie so wenig wie möglich und wenn, dann nur kurz. Je länger Gemüse gekocht oder gedünstet wird, umso wertloser wird es für unseren Körper. Eine Möglichkeit, Gemüse schonend zu garen, ist der Gemüsedämpfer, ein Edelstahltopf mit einem Siebeinsatz, in dem das Gemüse im Dampf gegart wird. Dadurch, dass das Gemüse nicht im Wasser schwimmt, werden keine Mineralien ausgeschwemmt, und das Gemüsearoma ist intensiver. Darüber hinaus ist diese Methode schnell und praktisch (S. 112 f.).

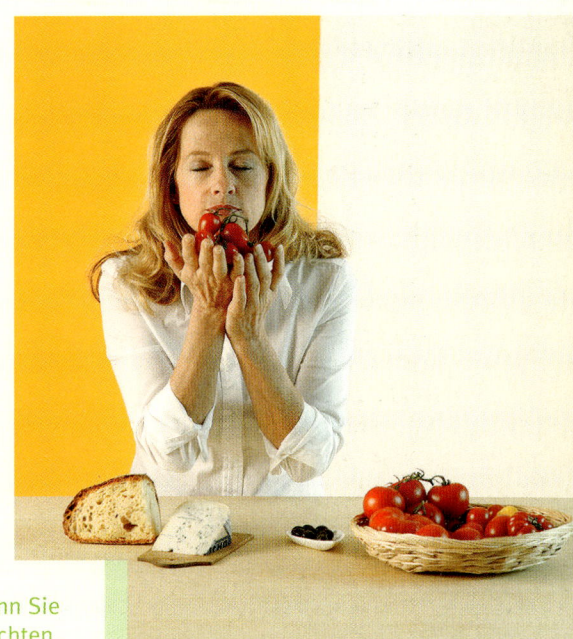

Frischkost ist die einzige Alternative, wenn Sie gut mit Vitalstoffen versorgt werden möchten.

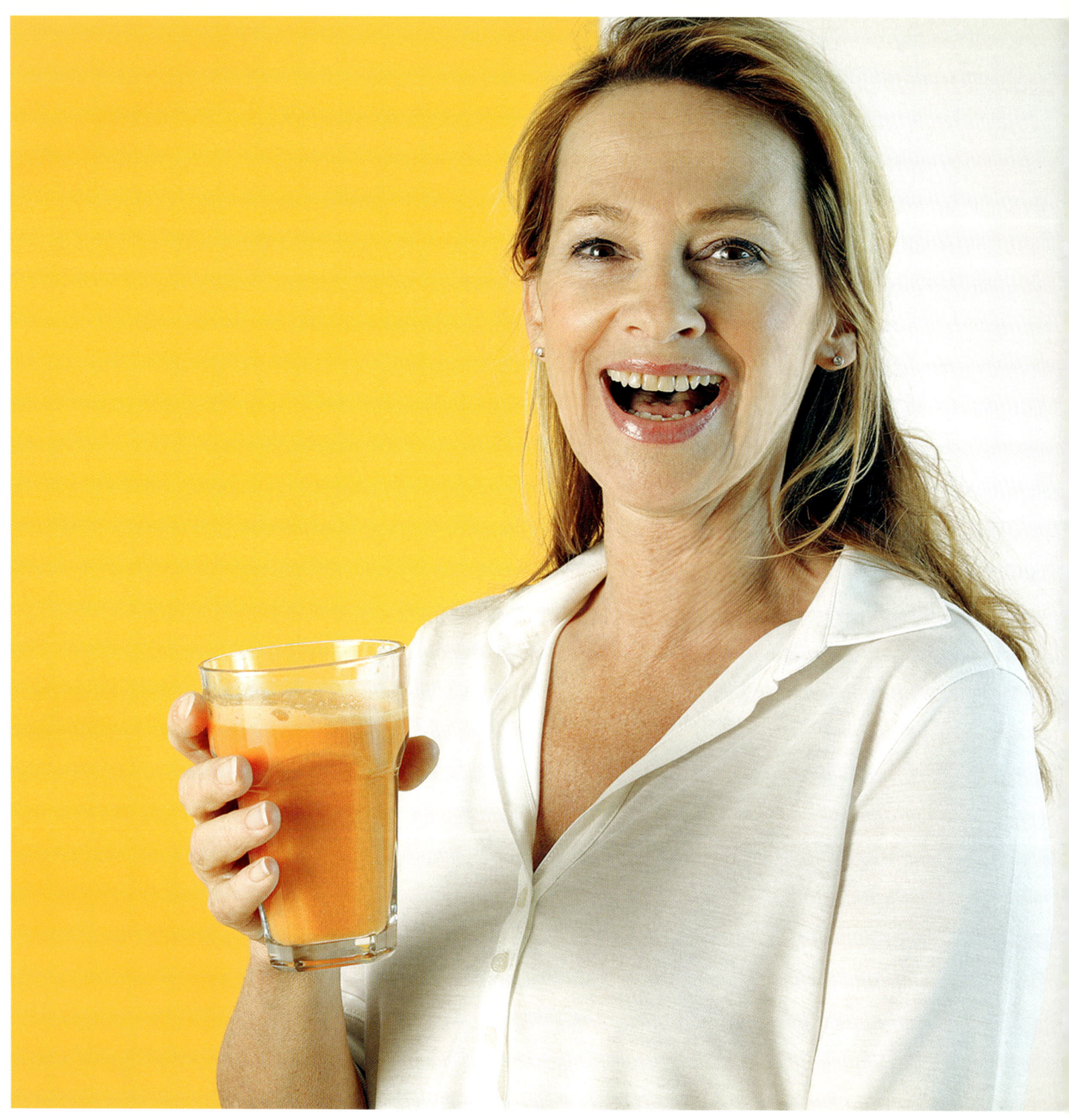

VORSICHT, SÄUREBILDNER – LEBENSMITTEL, MIT DENEN SIE SPARSAM UMGEHEN SOLLTEN

Ein basenreiches Leben gelingt dann am besten, wenn man weiß, wo die Säurefallen sind und wie man sie am besten vermeidet. Viele Nahrungs- und Genussmittel sind mehr oder weniger starke Säurebildner. Doch es gibt auch »gute« Säurebildner, die, wenn sie nicht im Übermaß verzehrt werden, durchaus positive Wirkungen auf die Gesundheit haben. Leben in einer gesunden Säure-Basen-Balance ist eine Frage der richtigen Mengenverhältnisse in der Ernährung. Generell gilt: Gehen Sie mit Säurebildnern in Zukunft sparsam um.

Welche Nahrungsmittel Säuren bilden

Säurebildend sind die meisten tierischen Produkte – vom Fleisch, über Wurstwaren, Fisch bis zu Milchprodukten. Denn es ist vor allem der Gehalt an Eiweiß, vor allem an tierischem Eiweiß, der für die Säurebildung verantwortlich ist. Daneben zählen alle Nahrungsmittel zu den säurebildenden Nahrungsmitteln, die während ihrer Verdauung im Stoffwechsel Säuren frei werden lassen, weil sie nicht vollständig abgebaut werden können.

Sie sehen, es sind im Wesentlichen die Nahrungsmittel, mit denen wir uns in Hülle und Fülle umgeben und die überwiegend die Regale der Supermärkte füllen.

Wir sind umgeben von Säurebildnern

Zu den Säurebildnern gehören alle Getreidearten, Zucker und zuckerhaltige Produkte, Alkohol und alkoholische Produkte, aber auch Lebensmittel, die Purine enthalten wie alle Hülsenfrüchte, Kaffee und schwarzer Tee:

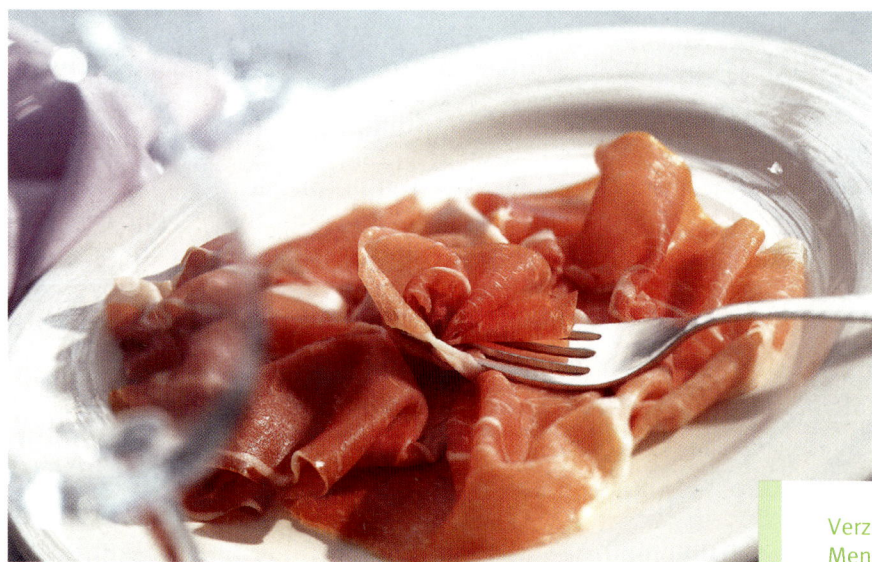

Was sind Purine?

Purine sind Nahrungsbestandteile, die in der Leber zu Harnsäure abgebaut werden. Purine sind in unterschiedlicher Menge in Fleisch, vor allem in Muskelfleisch und in Wurstwaren enthalten. Auch in Fisch und Fischerzeugnissen sind Purine enthalten. Besonders hoch ist der Puringehalt in Lachs, Ölsardinen, Thunfisch in Öl und in Sprotten. Auch in einigen pflanzlichen Nahrungsmitteln sind sie enthalten, besonders hoch aber nur in Hülsenfrüchten wie Soja, Linsen, getrockneten Erbsen und in getrockneten Bohnen. In zu hohen Mengen genossen, kann dadurch der Harnsäurespiegel im Blut steigen und auf Dauer zu Gicht, einer sehr schmerzhaften Entzündung der Gelenke, führen.

Verzehren Sie tierisches Eiweiß in hohen Mengen, führt das zu einem Basenverlust.

Säurebildner Nummer 1: tierisches Eiweiß

Beim Abbau von tierischem Eiweiß entstehen Sulfate – Salze der Schwefelsäure, und Phosphate – Salze der Phosphorsäure. Beide sind starke Säuren und werden auch sauer verstoffwechselt. Tierische Eiweiße, in hohen Mengen verzehrt, führen aber auch zu einem Basenverlust. Das muss man sich so vorstellen: Beim Abbau von tierischem Eiweiß wird im Magen Salzsäure zur Aktivierung des eiweißabbauenden Enzyms Pepsin benötigt. Bei diesem Prozess werden auch eine Menge Basen gebildet, denn keine Säure entsteht ohne zugehörige Base. Das ist ein chemischer Prozess, der nach jeder Nahrungsaufnahme abläuft und als normal bezeichnet werden kann, denn die gebildeten Basen werden im Zwölffingerdarm von den Darmsäften wieder neutralisiert und so weitgehend für den Körper erhalten. Problematisch wird das, wenn Sie ständig zu viel Fleisch, Wurst, Käse, Milchprodukte und Fisch essen. Dann können nicht alle Basen neutralisiert werden, und es kommt zu einer vermehrten Basenausscheidung und damit zu einem Basenverlust über die Nieren.

Keine Säurepanik: Ein wenig Säure braucht der Mensch

Nahrungsmittel mit tierischem Eiweiß sind nicht die einzigen Säurebildner. Auch Getreide, Hülsenfrüchte

Vorsicht, säurebildend!

- jede Art von Fleisch: Schwein, Kalb, Rind, Wild, Geflügel
- alle Wurst- und Schinkenarten
- Fleischbrühen
- alle Fische und Schalentiere
- alle Milchprodukte (auch Quark, Joghurt, Kefir, Molke, auch von Schaf und Ziege)
- alle Käsesorten, auch Frischkäsesorten
- Ei, Eiweiß
- Hülsenfrüchte wie Linsen, Bohnen, Soja und Kichererbsen (in gekeimter Form sind sie basenbildend)
- Sojaprodukte, auch Sojamilch
- Spargel, Rosenkohl, Artischocken
- Nüsse (außer Mandeln und frischen Walnüssen)
- alle Vollkornprodukte, egal von welchem Getreide
- Zucker, alle Arten
- alle Süßigkeiten, egal ob mit Fabrikzucker, mit Vollrohrzucker oder mit Honig hergestellt, auch Lakritze
- Eis, auch Wasser-, Joghurt- und Sojaeis
- alle Weißmehlprodukte, auch graue Brötchen
- alle Teigwaren, auch Mais-, Dinkel-, Kamut-, Hirse-, Reis- und Sojanudeln
- geschältes und poliertes Getreide, polierter Reis
- gehärtete, raffinierte Fette und Öle, billige Salatöle, Margarine, auch Diätmargarine
- Bohnenkaffee, Getreidekaffee, koffeinfreier Kaffee, Instantkaffee
- schwarzer, grüner, weißer Tee – enthalten Gerbstoffe, die Säuren bilden
- Matetee, Früchtetee
- Eistee mit Zucker oder Süßstoff
- Fruchtgetränke (Zucker, Aromastoffe)
- kohlensäurehaltige Getränke (auch Mineralwässer)
- Softdrinks wie Limonaden, Cola
- alle alkoholischen Getränke und Alkoholhaltiges
- Senf, Essig
- Fertigprodukte, die Säurebildner enthalten

Führt basenreiche Ernährung zu Muskelverlust?

Den Großteil des Eiweißes beziehen wir meist in Form von Fleisch, Fisch oder aus Milchprodukten – alles Säurebildner. Nun wirkt aber Eiweiß muskelaufbauend, weshalb gerade Sportler gerne zu Eiweißshakes greifen. Viele Menschen fürchten daher den Verlust körperlicher Kräfte, wenn sie weniger tierisches Eiweiß essen. Dabei benötigen wir längst nicht so viel tierisches Eiweiß, wie uns viele Forscher glauben machen. Statistisch gesehen verzehren Menschen in den Industrienationen mehr als doppelt so viel Eiweiß, wie ihr Körper braucht und verwerten kann.

Wenn Sie täglich große Mengen an tierischem Eiweiß zu sich nehmen – das heißt mehr als 70 g Eiweiß –, kommt es zu einem Basenverlust. Dieser Basenverlust, wenn er dauerhaft geschieht, ist aber, vielen Forschern zufolge, das eigentliche Problem der »Übersäuerung«. Damit leistet ein hoher Verzehr an tierischem Eiweiß leider einen großen Beitrag zur Entstehung einer Übersäuerung.

Muskeln bauen Sie nicht in erster Linie durch den Verzehr von Eiweiß auf – Muskeln bauen Sie durch regelmäßiges Training auf. Sonst wären doch Menschen, die täglich viel Fleisch essen und dabei häufig auch korpulent sind, alle muskulös. Das stimmt immer nur dann, wenn Sie viel Sport treiben. Wenn Sie Ihr Eiweiß überwiegend aus Fleisch beziehen, kommt noch dazu, dass im Fleisch inzwischen viele Medikamentenreste zu finden sind, die den Stoffwechsel zusätzlich belasten: Hormone und Antibiotika. Und: Wir leben in einem Land, in dem wir vor Eiweißüberschuss aus allen Nähten platzen. Schauen Sie sich nur mal um: An jeder Ecke ein Imbissstand mit Fleisch oder Wurst. Wenn Sie sich jedoch nach einer eiweißarmen Kost umschauen, dann wird es schwierig. Was viele nicht wissen, ist, dass auch pflanzliche, basische Lebensmittel sehr hochwertiges Eiweiß enthalten. Das heißt nun nicht, dass Sie sich in Zukunft nur noch fleischlos ernähren sollen. Zu einer ausgewogenen Kost gehört selbstverständlich Eiweiß dazu. Es geht bei der Betonung auf Basenbildung in der Nahrung um die Mengenverhältnisse. Es gibt zahlreiche Beobachtungen, die zeigen, dass tierisches Eiweiß besser verwertet werden kann, wenn sich in der Nahrung ansonsten sehr viele Basenbildner befinden. Verzehren Sie daher immer eine gute Mischung aus Eiweiß und vielen Basenbildnern. Übrigens enthalten basenüberschüssige Lebensmittel besonders viel hochwertiges Eiweiß.

Wie viel Eiweiß muss sein?

Als erwachsener Mensch sollten Sie täglich mindestens 30 – 50 g Eiweiß zu sich nehmen. Das entspricht einer Portion Fleisch oder Fisch von 150 – 200 g – so die offiziellen Empfehlungen. Eiweiß muss nicht zwangsläufig aus Fleisch oder Fisch stammen. Auch Milchprodukte, Getreide und Hülsenfrüchte liefern Eiweiß. Studien belegen vielfach, dass Vegetarier, die sich abwechslungsreich und mit viel Frischkost ernähren, keine Mangelerscheinungen haben. Fazit: Sie dürfen, Sie müssen aber kein Fleisch essen.

- Bei basenreicher Ernährung sind Ihre Eiweißquellen: Keimlinge aus Hülsenfrüchten und aus Getreide, Nüsse und Tofu. Auch alle Gemüsesorten und Kartoffeln enthalten geringe Mengen Eiweiß, die mit in die Berechnung fließen.
- Wichtig: Frauen benötigen im Schnitt weniger Eiweiß als Männer. Auch ältere Menschen sollten ihren Eiweißkonsum einschränken, denn die Nierenfunktion lässt im Alter nach.

Die tägliche Eiweißzufuhr in den westlichen Industrieländern liegt bei 80 bis 150 g pro Person. Bislang konnte kein positiver Effekt bei höherem Eiweißkonsum gefunden werden. Die Nachteile sind jedoch bekannt: Zu viel Eiweiß führt dauerhaft zu Übersäuerung des Bindegewebes und zu Stoffwechselstörungen.

und viele Getränke wie Kaffee und Alkohol bilden Säuren. Führen Sie sich die große Liste der Säurebildner zu Gemüte und es wird schnell klar, dass die meisten Menschen sich überwiegend genau von diesen Nahrungsmitteln ernähren und auch den säurebildenden Genussmitteln gegenüber nicht abgeneigt sind. Jetzt, nachdem Sie wissen, dass alle diese Lebensmittel Säuren bilden, sollte Ihre natürliche Reaktion sein, den Verzehr der Säurebildner in Zukunft zu dosieren – ähnlich einem Medikament, das in hoher Dosierung Nebenwirkungen hat. Was Sie allerdings auf keinen Fall tun sollten, ist, nun in Panik zu geraten, wenn Sie einem Säurebildner begegnen. Wenn Sie täglich einige Säurebildner zu sich nehmen – sie sollten einen Anteil von 20% an der täglichen Nahrung nicht überschreiten, schaden Sie damit Ihrer Gesundheit nicht. Selbst wenn Sie an manchen Tagen zu säurelastig gegessen oder getrunken haben, werden Sie davon nicht sofort krank. Problematisch wird es erst, wenn Sie über einen längeren Zeitraum hinaus säurebildende Lebensmittel in größeren Mengen zu sich nehmen oder sich gar ausschließlich von Säurebildnern ernähren.

Gute Säurebildner

Bei der Auswahl der Säurebildner in der täglichen Nahrung ist jedoch einiges zu beachten: Nicht alle Säurebildner sind grundsätzlich schlecht, denn die Säurewirkung der Lebensmittel ist sehr unterschiedlich. Ich spreche daher von »guten« und »schlechten« Säurebildnern.

So sind all diejenigen Lebensmittel als gute Säurebildner anzusehen, die nur wenig Säure bilden und dem Körper nebenbei jede Menge Vitalstoffe liefern und wenig stoffwechselbelastende Zusatzstoffe enthalten. Gute Säurebildner gehören daher unbedingt zu einer vollwertigen Ernährungsweise, sollten aber nicht in zu großen Mengen verzehrt werden.

Gute Säurebildner:

- Vollkorngetreide
- Hülsenfrüchte: Linsen, Bohnen, Mungobohnen, Adzukibohnen, Sojabohnen, Kichererbsen
- Nüsse (nur Mandeln und frische Walnüsse sind basenbildend)
- Sojaprodukte
- Artischocken, Spargel, Rosenkohl
- grüner und weißer Tee

Vollkorngetreide ist aufgrund des hohen Vitalstoffanteils in der Hülle des Korns ein unverzichtbares Lebensmittel.

Dennoch ist es säurebildend, wobei die Säurewirkung nicht bei allen Getreidearten gleich ist.

Vollkorn – was ist das eigentlich?

Viele Menschen sind der Ansicht, sie hätten ein Vollkornbrot gekauft, nur weil sich auf der Oberfläche des Brotes einige Körner befinden. Auch die dunkle Farbe eines Brotes beruhigt bei vielen Menschen das Gewissen. Häufig sind Brote aber nur mit Malz eingefärbt, was ihnen eine dunkle Farbe verleiht. Denn: Die wenigsten Brote, die Sie in konventionellen Bäckereien erhalten, bestehen aus Vollkorn. Meist weiß noch nicht einmal die Verkäuferin genau, was sie da gerade verkaufen will:

»Ist das ein Vollkornbrot?«
»Ehmmm, ja, hmmm, das ist ein Dunkles aus Roggen.«
»Aus Vollkornroggen oder aus Roggenauszugsmehl?«
»Ja, aus Roggen eben …«
»Welches ist denn aus Vollkorn …?«

Als Vollkorn bezeichnet man ein Getreide immer dann, wenn es noch die mineralienreichen Randschichten enthält. Jedes Getreide kann daher Vollkorn sein – egal, ob es sich um Weizen, Roggen, Dinkel, Reis oder Hafer handelt. Die Brotsorten, die Sie in konventionellen Bäckereien erhalten, sind jedoch meist aus Auszugsmehl hergestellt, überwiegend aus Weizenauszugsmehl, hin und wieder auch aus Roggenauszugsmehl oder aus einer Roggen-Weizen-Mischung. Bei den Auszugsmehlen gibt es noch einmal verschiedene Typen, je nach-

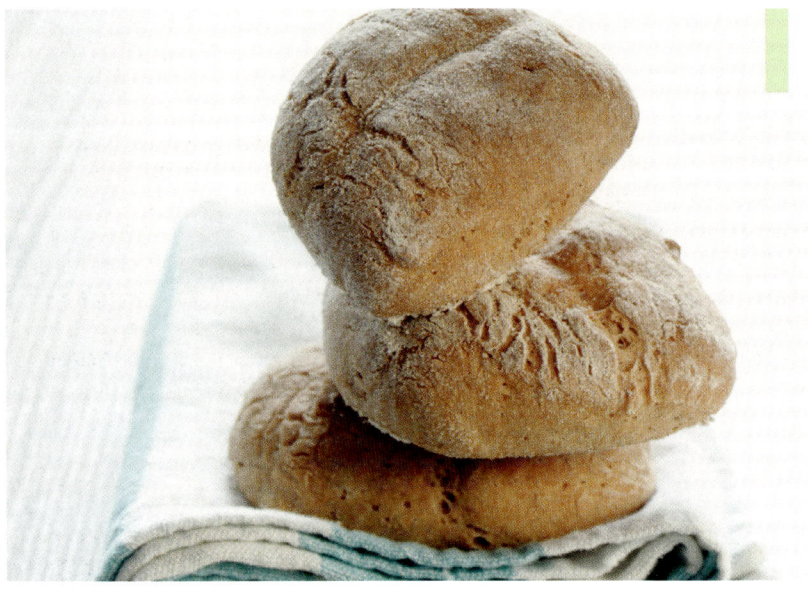

Alte Weizenarten (Emmer, Dinkel) vertragen darmempfindliche Menschen in der Regel besser.

dem, ob noch Teile der Randschichten erhalten sind oder alle Randschichten entfernt wurden. Von Weißmehl spricht man dann, wenn alle Randschichten entfernt wurden und nur noch der Stärkekörper, der den Kleber enthält, zurückbleibt. Bei Weizen wird das Mehl dann ganz weiß und ist besonders gut zum Backen geeignet. Übrigens: Auch Dinkelbrote sind nicht immer aus dem vollen Korn, auch sie sind immer häufiger aus Auszugsmehlen gemacht und damit weniger wertvoll.

In Reformhäusern und gut geführten Bioläden erhalten Sie stets eine große Auswahl an Broten und Teigwaren, die aus verschiedenen Getreidesorten bestehen und überwiegend aus Vollkorn sind. Darüber hinaus finden Sie

dort eine fachkundige Beratung darüber, welche Getreidearten sich im Brot befinden.

Die meisten Getreideprodukte sind aus Weizen oder Roggen

Wenn man von Getreide als Säurebildner spricht, muss man schon ein wenig unterscheiden, denn es gibt verschiedene Getreidearten, die durchaus unterschiedlich in ihrer Säurewirkung sind. Getreide finden Sie nicht nur in Brot oder Brötchen, auch in allen anderen Backwaren, in vielen Snacks und Riegeln, im Pizzateig, in Teigwaren. Teigwaren sind übrigens nichts anderes als Mehlaufschwemmungen, meist aus Hartweizengrieß, die dann zu Spaghetti, Nudeln, Lasagneplatten oder anderen Formen gepresst oder gewalzt wer-

den. Der Nährwert bei gängigen Teigwaren aus Weißmehl ist äußerst gering. Am häufigsten wird für diese Produkte Weizen – meist ein starkes Auszugsmehl (Weißmehl) verwendet. Das liegt daran, dass Weizen das Getreide ist, das den höchsten Kleberanteil (Gluten und Gliadin) enthält. Der Klebergehalt ist für die gute Backfähigkeit des Weizens verantwortlich. Auch Roggen kann hier ganz gut mithalten, weshalb auch er immer häufiger Verwendung findet.

Die Tatsache, dass Weizen das zum Backen am besten geeignete Getreide ist, hat dazu geführt, dass man in den letzten hundert Jahren sein Saatgut immer mehr verändert hat, um es möglichst resistent gegen Schädlinge und Fäulnis zu machen. Einige Forscher vermuten daher, dass die Zunahme von Weizenunverträglichkeiten, aber auch die Zunahme an Glutenunverträglichkeiten (im Kleber) darauf gründen. Doch auch wenn Sie Weizen bestens vertragen, sollten Sie aus dem reichhaltigen Getreideangebot der Natur schöpfen – jedes Getreide bietet etwas andere Vitalstoffe.

Alte Getreidesorten sind im Kommen

Sich basenreicher zu ernähren, heißt auch, allmählich von dem ewig gleichen und langweiligen Säurebildnern weg zu kommen. Wenn Sie bislang nur Brot und Brötchen oder Croissants gegessen haben und hin und wieder ein dunkles Brot, wissen Sie gar nicht, was Ihnen geschmacklich alles entgangen ist. Weizen gehört neben Gerste wohl zu den ältesten Getreidearten der Welt – man weiß, dass es im alten Persien und Ägypten angebaut wurde. Damals wurden die Arten Einkorn, Emmer und Dinkel angebaut. Auch Kamut, eine Weizenart, stammt ursprünglich aus Ägypten. Vom Emmer, den man heute wieder zu kaufen bekommt, stammt der Hartweizen ab, aus dem Teigwaren hergestellt werden (Nudeln aus Hartweizengrieß). Zur Dinkelreihe gehört der heutige Saatweizen oder Nacktweizen – aus dem immer wieder neue Arten gezüchtet werden. In den vergangenen Jahren sind dank der sich ausbreitenden Bioszene die alten Weizenarten wie Einkorn, Emmer, Kamut und Dinkel wieder populär geworden und erweisen sich vor allem bei magen- und darmempfindlichen Menschen als gute Alternative zu den neuen Züchtungen. Ein Brot aus Kamut, Emmer, Einkorn oder Dinkel, auch Dinkelgrieß oder Kamutgrieß, erhalten Sie in gut sortierten Reformhäusern und Bioläden.

Weizen und Roggen sind wesentlich stärker säurebildend und schwerer verdaulich als die alten Weizenarten Dinkel, Emmer, Einkorn und Kamut.

Wissen

Was ist eigentlich Grünkern?

Auch Grünkern ist eine Getreidesorte, die erst wieder durch die aufblühende Bioszene an Bedeutung gewonnen hat. Ich erinnere mich noch, dass meine Mutter öfter mal ein Grünkernsüppchen zubereitet hat – aus geschrotetem Grünkern. Grünkern ist nichts anderes als unreif geerntteter Dinkel, weshalb er auch, bei genauem Betrachten ein grünlich schimmerndes Aussehen hat. Der unreife Dinkel wird dann »gedarrt« – zum Trocknen ausgelegt. Grünkern schmeckt recht würzig und kann auch zusammen mit Gemüse zu einer herzhaften Suppe verarbeitet werden. Er ist nicht ganz so gut verdaulich wie der reife Dinkel.

Nicht jedes Getreide ist gleich sauer, die Säurewirkung nimmt von oben nach unten ab:

- Weißmehlprodukte aus Weizen
- Weißmehlprodukte aus Dinkel
- Schmelzflocken und ähnliche Flocken
- polierte Getreide – z. B. weißer Reis

Vollkornprodukte:

- Roggen, Weizen
- Kamut, Emmer
- Gerste, Hafer
- Grünkern
- Mais
- Hirse
- Braunhirse

Roggen macht das Brot saftig und haltbar

Neben Weizen ist Roggen ein beliebtes und verbreitetes Getreide. Die Roggenpflanze ist sehr robust, und ihr Korn wird, wie der Weizen, ständig durch Neuzüchtungen verändert. Dennoch liefert Roggen weniger Ertrag als Weizen, weshalb Weizenmehlprodukte sich mengenmäßig durchgesetzt haben. Oft werden im Brot Weizen und Roggen gemischt, denn die absoluten Vorteile des Roggens sind, dass Brote mit Roggenanteil saftiger sind und dadurch nicht so schnell austrocknen wie ein reines Weizenbrot. Denken Sie nur daran, wie schnell Ihnen ein Baguette aus reinem Weizenmehl hart wird. Zudem hat Roggen einen sehr kräftigen Geschmack, während ein reines Weizenauszugsmehlbrot fad schmeckt. Auch weiße Brötchen schmecken doch wie Pappe, wenn Sie ehrlich sind. Und ein Weizenvollkornbrot ist deutlich fader im Geschmack als ein Roggenvollkornbrot. Roggen enthält wie alle Getreide außer Mais einen hohen Kieselanteil, was vor allem Bindegewebe, Haut, Haare und Nägel stärkt. Auch Vitamin A ist reichlich in Roggen enthalten. Von Nachteil ist, dass Roggen schwerer verdaulich ist als Weizen und Weizen wiederum schwerer verdaulich als andere Getreide. Wenn Sie daher einen empfindlichen Magen-Darm-Trakt haben oder an Verdauungsproblemen leiden, sollten Sie auf leichtere Getreidesorten wie Hirse, Reis, Braunhirse, Hafer, Quinoa, Amaranth und Gerste umsteigen.

Gerste

Die Gerste gehört neben Weizen zu den ältesten Getreidearten der Welt. Auch sie ist besonders kieselreich und bildet beim Keimen das süße Malz, was in der Bierherstellung genutzt wird. Die Keimlinge der Gerste sind zudem besonders reich an Enzymen. Beliebt ist seit einiger Zeit auch der Saft aus frischem Gerstengras, ein echter Vitalstoffcocktail – nicht zu verwechseln mit dem vergärten Gerstensaft – dem Bier. Gerstengras lässt sich auf der Fensterbank ziehen. Sie können die Gerste aber auch einfach als Gerstenflocken über Ihr Müsli geben.

Gerste gilt als Heilmittel bei Magen-Darm-Erkrankungen und bei Entzündungen und wird als Gerstenschleim – mit Wasser aufgekochte Gerste – verabreicht. Bei den Tibetern ist Gerste in Form von geröstetem Gerstenmehl als Tsampa beliebt. Es dient dort als Grundnahrungsmittel. Auch in der Schule des Pythagoras war Gerste Grundnahrungsmittel, während eiweißhaltige Lebensmittel wie Fleisch und Hülsenfrüchte sowie Alkohol verboten waren, damit die Mathematikschüler konzentriert und wach sein konnten. Wenn Sie sich nun fragen, warum ein Säurebildner ein Grundnahrungsmittel sein kann, müssen Sie Folgendes beachten: Es ist wichtig, nicht die einzelnen Lebensmittel isoliert zu betrachten, sondern die gesamte Ernährungsweise und Lebensweise mit einzubeziehen. In Tibet sind die Lebensbedingungen wesentlich härter als bei uns. Dort, wo Tsampa verzehrt wird, werden dazu nicht Cola, Chips und Currywurst verzehrt. Dazu kommt, dass die Menschen dort schwere körperliche Arbeit verrichten, an die wir hier auch mit dreimal in der Woche Fitnesstraining nicht herankommen. Die Gefahr, dass ein Tibeter sich durch tägliche Gerstenmahlzeiten, die übrigens sehr einfach als Brei gehalten sind, übersäuert, tendiert daher gegen null. Kennen Sie Gerste bislang gar nicht? Trauen Sie sich! Fangen Sie mit Gerstenflocken zum Frühstück an oder kaufen Sie ein Brot mit einem Gerstenanteil. Ein- bis zweimal die Woche ist eine Mahlzeit mit Gerste empfehlenswert.

Reis

Reis wird überwiegend als weißer Reis verzehrt – auch hier sind die wertvollen Randschichten des Reiskorns entfernt. Sie leben daher nicht heldenhaft gesund, wenn sie besonders viel weißen Reis verzehren. Er ist stärker säurebildend als Vollkornreis und zählt daher zu den schlechten Säurebildnern.

Reis besteht zu 75 bis 80 % aus Stärke und enthält, im Gegensatz zu anderen Gerteiden, auch im Korn etwas Eiweiß. Reis hat eine besondere Beziehung zum Wasserhaushalt. Er ist besonders natriumarm, was ihm seine entwässernde Eigenschaft verleiht, denn Natrium (Bestandteil des Kochsalzes) bindet Wasser im Gewebe.

Es gibt über tausend Reissorten – wir unterscheiden meist nur zwischen Langkorn, Mittelkorn und Rundkorn, die es dann jeweils geschält, poliert oder ungeschält gibt. Auch Basmatireis kann geschält oder ungeschält sein. Von poliertem Reis spricht man, wenn nach Entfernen der Samen- und Silberhaut das Reiskorn poliert wird – häufig wird es auch mit Talkum oder Stärkesirup glasiert, damit es glänzt. Zur weiteren »Veredelung« wird das Reiskorn mit verschiedenen Chemikalien gebleicht – alles nicht sehr Nährwert fördernd.

Wenn Sie daher – am besten einmal die Woche – ein Gericht mit Reis essen, sollten Sie einen Vollkornreis wählen. Empfehlenswert sind Risotto, Müsli mit Reisflocken oder Reiswaffeln. Für Milchallergiker und Laktoseintolerante ist Reismilch eine gute Alternative.

Ein Hirsotto schmeckt wunderbar mit frischen Steinpilzen oder Kräuterseitlingen. Mit frischem Thymian gewürzt, steht es dem klassischen Risotto in nichts nach und liefert sogar reichlich Eisen und Kieselsäure, die das Bindegewebe straff hält.

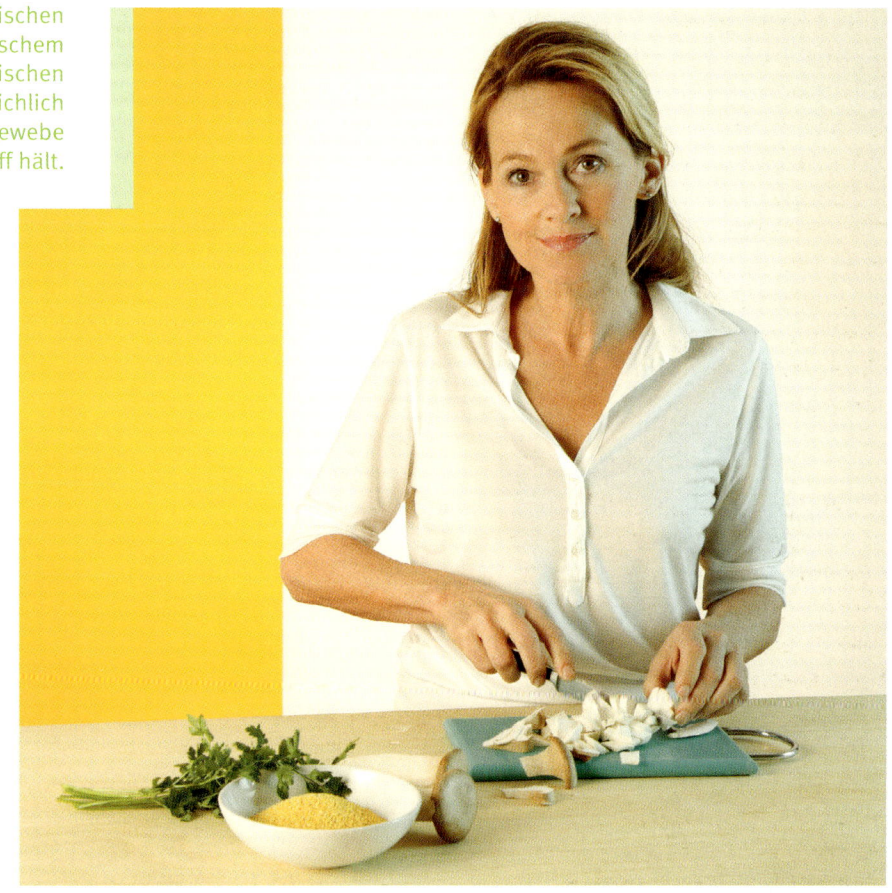

Hafer

Hafer ist den meisten Menschen als Haferflocken bekannt. Spätestens wenn Sie einmal einen Magen-Darm-Infekt hatten, hat man Ihnen einen Haferschleim gereicht – mit Wasser gekochte Haferflocken. Die Haferflockenindustrie hat Hafer so weit bearbeitet, dass von den wertvollen Inhaltsstoffen kaum noch was erhalten ist. Bevorzugen Sie daher Hafer aus biologisch-dynamischem Anbau. Es ist die hochwertigste Form von Hafer, das gilt auch für alle übrigen Getreide. Und Getreide ist auch in dieser hohen Qualität nicht teuer. Haferanteile finden Sie in Bioläden auch oft im Brot und in Gebäck. Hafermilch ist eine gute Alternative für Menschen, die Kuhmilchprodukte nicht vertragen oder die an Laktoseintoleranz leiden. Sie ist erhältlich in Reformhäusern und Bioläden. Als grüner Hafertee ist die Pflanze besonders beliebt. Hafer enthält wertvolles Eiweiß und Fett. Hafer wirkt beruhigend, und Hafertropfen fördern den Schlaf (gibt es in der Apotheke unter dem Namen Avena sativa).

Die Stärke des Haferkorns enthält verschiedene Kohlenhydrate, von de-nen eine Gruppe von der Fruktose abgeleitet ist. Hafer hat daher antidiabetische Eigenschaften aufzuweisen und kann bei Diabetikern täglich verzehrt werden. Auch auf den Cholesterinspiegel wirkt sich Hafer günstig aus. Versehen Sie daher Ihr morgendliches Müsli öfter mal mit zwei bis drei Esslöffeln Haferflocken und bevorzugen Sie Brote mit Haferanteil.

Hirse

Hirse hat von den einheimischen Getreidearten das kleinste Korn. Seine harte Schale ist unverdaulich und wird daher immer abgeschält. Das geschälte Korn wird dennoch als Vollkorn bezeichnet – es enthält immer noch viele wertvolle Mineralien – vor allem die Salze der Kieselsäure – gut für Bindegewebe, Haut, Haare und Nägel. Hirse gilt als besonders wärmendes Getreide und ist vielen nur als Hirsebrei bekannt. Es hat keine guten Backeigenschaften, da es glutenfrei ist, und ist daher nicht so sehr verbreitet. Hirse kann man auch sehr gut als Hirsotto zubereiten – mit Gemüse oder mit frischen Steinpilzen ist das ein leckeres Gericht. Der Vorteil gegenüber dem sonst üblichen Risotto ist, dass Hirse eine viel kürzere Garzeit hat. Hirse kochen geht ganz einfach: 1 Tasse Hirse – 2 Tassen Wasser – etwas Kräutersalz – 10 bis 15 Minuten kochen und 15 Minuten nachquellen lassen – fertig.

Legen Sie daher einmal pro Woche einen Hirsetag ein: Hirseflocken zum Müsli oder gekochte Hirse zum Gemüse oder ein Hirsotto.

Braunhirse

Man geht derzeit davon aus, dass Braunhirse eine Wildform der Rispenhirse aus dem indischen Raum ist. Die Körner sind braun und kleiner als die uns bekannte Hirse. Sie ist sehr mineralienreich – besonders der Eisen- und Kieselgehalt sowie der Gehalt an bioaktiven Stoffen sind hervorzuheben. Braunhirse wird ungeschält und mit Spelzen gemahlen, was Ernährungswissenschaftler als bedenklich ansehen, denn sie ist so schlechter verdaulich. Zum einen können die Gerbstoffe im Spelz die Eiweißverdauung stören, zum anderen vermindert die Phytinsäure hier, wie auch in anderen Getreidearten,

die Aufnahme von Kalzium und Eisen. Die Braunhirse ist daher ein Getreide, das wie alle anderen, durchaus zu einer vollwertigen Ernährung gehört, solange es nicht ausschließlich verzehrt wird. Am empfehlenswertesten und am besten verdaulich ist sie in frisch gekeimter Form. Das Selbstkeimen von Braunhirse ist ganz leicht – die Keimlinge schmecken lecker im Salat oder morgendlichen Müsli.

Mais

Auch Mais zählt zu den Getreiden, obwohl die Maispflanze kaum Ähnlichkeit mit anderen Getreidearten hat. Mais ist das einzige kieselarme Getreide und verfügt neben Vitamin A über keine nennenswerten Inhaltsstoffe. Mais liefert viel Stärke und schmeckt süßer als andere Getreide.

In den USA ist Mais so verbreitet wie bei uns Weizen und ist dort vor allem als Cornflakes beliebt, zu denen er leicht geröstet und leider mit Zucker versetzt wird. Cornflakes sind daher keineswegs als gesundes Frühstück anzusehen, schon gar nicht, wenn sie zusammen mit Milch gegessen werden. Es gibt auch Cornflakes ohne Zucker – in Reformhäusern und Bioläden. Achten sie dort aber auf die Inhaltsstoffangaben, denn auch dort gibt es Cornflakes mit Honig oder Zucker. In der Bioszene gibt es inzwischen auch Flakes aus anderen Getreidearten wie Weizen. Mais ist auch

beliebt als Polenta, in Mexiko isst man Tortillas aus Mais, in der Türkei Kukuruz. Mais gehört nicht zu den Getreiden, die Sie unbedingt verzehren sollten, kann aber – abgesehen von Cornflakes – durchaus als guter Säurebildner bezeichnet werden. Mais können Sie auch als Kolben zubereiten: Man kocht den Maiskolben, gibt etwas Butter und Kräutersalz dazu und knabbert den Kolben ab. Leckeres Rezept für Kinder!

Nüsse

Die meisten Nüsse sind leicht säurebildend mit Ausnahme von Mandeln und frischen Walnüssen. Die Vertreter der Basentheorien sind sich nicht einig, ob die Mandel nicht doch Säure bildet.

Die Tabellenwerke liefern, da sie selbst nicht ganz fehlerfrei sind, keine verlässliche Antwort. Wir haben aus unserer Erfahrung beschlossen, die Mandeln und die frischen Walnüsse während des Basenfastens zuzulassen und die übrigen Nüsse als gute Säurebildner deklariert. Sie liefern viele wertvolle Vitamine, Mineralstoffe, gute Fette und Eiweiß. Leider auch viele Kalorien, weshalb sie niemals in großen Mengen verzehrt werden sollten. Aber eine Nussmischung als Snack fürs Büro ist immer gesünder als ein Schokoriegel. Auch als Studentenfutter mit Sultaninen gemischt sind Nüsse eine gesunde Alternative für unterwegs.

Pseudogetreide, die Ihre Küche bereichern

Als Pseudogetreide bezeichnet man Körner, die in der Küche als Getreideersatz verwendet werden und sowohl im Aussehen als auch im Geschmack Ähnlichkeiten mit Getreide aufweisen. Beliebt sind die Pseudogetreide bei uns geworden, weil sie glutenfrei sind. Sie sind daher für Magen- und Darmempfindliche sowie für Menschen mit Glutenunverträglichkeit (Zöliakie/Sprue/glutensensitive Enteropathie) ein optimaler Getreideersatz. Zu den Pseudogetreidearten gehören Buchweizen, Quinoa und Amaranth. Die Körner sind kleiner als die meisten Getreidekörner, doch sie enthalten auch einen entsprechenden Stärkeanteil, der sie zu leichten Säurebildnern macht. Sie weisen einen höheren Mineraliengehalt auf als die größeren Getreidearten und gelten daher als gute Säurebildner. Wegen des fehlenden Glutens sind sie zum Brotbacken ungeeignet und werden als Breie, Grütze oder gekocht verzehrt. Amaranth wird gerne als Pops in Müslimischungen eingesetzt.

Buchweizen ist als Getreideersatz in unseren Breiten schon lange bekannt. Obwohl er als Weizen bezeichnet wird, gehört er botanisch zu den Knöterichgewächsen. Bei Theodor Storm wird er als türkischer Weizen bezeichnet. Buchweizen wird wie Mais als Polenta verwendet – bei den Italienern als »grano saraceno« bekannt. Auch Pfannkuchen aus Buchweizenmehl sind beliebt. Buchweizen hat übrigens blutzuckersenkende Eigenschaften.

Quinoa ist ein in den vergangenen Jahren wieder entdecktes Pseudogetreide aus Südamerika. Es gehört botanisch wie Amaranth zu den Fuchsschwanzgewächsen und hat sehr kleine, senfkorngroße Samen. Quinoa ist besonders mineralienreich und verfügt über einen höheren Eisen- und Magnesiumgehalt als echte Getreide. Auch sein Eiweißgehalt ist deutlich höher als bei den echten Getreidearten. Sein hoher Eisengehalt verleiht ihm den kräftigen und herzhaften Geschmack, den ich persönlich sehr schätze, denn Sie benötigen wesentlich weniger Würzmittel als bei Reis oder Hirse. Wissenschaftler warnen bisweilen davor, zu viel Quinoa könne die Darmschleimhaut von Kleinkindern reizen, da die Schale bitter schmeckende Saponine enthält. Für ältere Kinder und Erwachsene bestehe keine Gefahr. Hinweise, dass es zu solchen Reizungen gekommen ist, gibt es bislang keine. Meine Empfehlung: ein Quinoa-Gericht pro Woche – beispielsweise als Quinotto (S. 120, 126).

Amaranth, auch ein glutenfreies Pseudogetreide aus der Familie der Fuchsschwanzgewächse, ist besonders beliebt im morgendlichen Müsli. Obwohl die Müslimischungen meist mit Honig, Palmfett und anderen Zutaten versetzt sind, ist Amaranth als Grundlage der Mischung für Darmempfindliche besser verträglich als ein Müsli mit Hafer-, Dinkel- oder Gerstenflocken. Amaranth wird auch als Pops angeboten. Sicher nicht die gesündeste Form, Amaranth zu verzehren, aber besser als ein Brot mit Schokocreme zum Frühstück. Amaranth ist glutenfrei und bereichert auch die Getreideküche glutenempfindlicher Menschen. Amaranth zeichnet sich durch seinen hohen Gehalt an essenziellen Eiweißen und Mineralien aus, insbesondere Eisen, Kalzium, Magnesium und Zink. Die wenigen Fette bestehen zu 70 % aus ungesättigten Fettsäuren. Durch den Gerbstoffgehalt ist es für Kleinkinder und Säuglinge nicht zu empfehlen. Für Kinder und Erwachsene dürfen es ruhig einige Amaranthfrühstücke in der Woche sein. Das ist in jedem Fall gesünder als Cornflakes mit Zucker.

Glutenfreie Getreide und Pseudogetreide

Wenn Sie einen empfindlichen Darm haben oder eine Unverträglichkeit auf Gluten und daher auf Getreidemahlzeiten mit Blähungen, Schmerzen oder anderen Befindlichkeitsstörungen reagieren, dann sollten Sie glutenfreie Getreidearten bevorzugen. Glutenfrei sind

▮ Reis
▮ Hirse
▮ Braunhirse
▮ Mais
▮ Amaranth
▮ Quinoa

Hülsenfrüchte, Soja und Sojaprodukte

Neben der Säurewirkung der Hülsenfrüchte ist ihr Puringehalt problematisch, da Purine im Stoffwechsel zu Harnsäure abgebaut werden. Doch Hülsenfrüchte enthalten auch wertvolle Eiweiße und zählen daher zu den guten Säurebildnern. Wenn Sie Hülsenfrüchte als Keimlinge verzehren, enthalten diese weit weniger Purine, sie werden durch das tägliche Spülen der Keimlinge ausgewaschen. Gekocht in einer Suppe enthalten sie zu viele Purine, es sei denn, sie schütten die Brühe ab und füllen die Suppe mit einer Gemüsebrühe auf. Zu den Hülsenfrüchten zählen: Erbsen, Bohnen, alle Linsenarten, Kichererbsen, Lupinen und Sojabohnenarten wie Mungo und Adzuki.

Artischocken, Spargel, Rosenkohl

Artischocken und Rosenkohl können Sie, da sie ohnehin nur eine kurze Saison haben, während dieser Zeit durchaus essen. Bei Spargel neigen vielen Menschen dazu, ihn während der kurzen Saison in riesigen Mengen zu verzehren, da seine harntreibende Wirkung als besonders ausschwemmend und damit gesund angesehen wird.

Zu bedenken ist zudem, dass Spargel, wenn Sie ihn nicht aus biologischem Anbau erwerben, mit entsprechenden Mengen an Pestiziden belastet ist. In geringen Mengen ist dies sicher kein Problem. Wenn Sie aber täglich Spargel essen, führt dies schon zu einer Belastung des Stoffwechsels und der Leber, die diese Stoffe entgiften muss.

Dazu kommt, dass Spargel gerne in Verbindung mit Schinken, Lachs oder Fleisch und einer dicken Sauce Hollandaise verzehrt wird, gekrönt von Weißwein. Alles Säurebildner – und zwar schlechte! Machen Sie sich daher nichts vor – so gesund ist Spargel und sein Essumfeld nicht, es sei denn, Sie verzehren ihn nur mit neuen Kartoffeln und etwas zerlassener Butter. Schmeckt auch lecker.

Grüner und weißer Tee

Keine Frage, grüner und weißer Tee sind deutlich sanfter als schwarzer Tee oder gar als Kaffee. Dennoch ist der Wirkstoff gleich: Koffein – im grünen und weißen Tee chemisch sanfter verpackt und daher nicht ganz so aufputschend wie im Kaffee.

Wenn Sie daher auf den Koffein-Kick nicht ganz verzichten wollen, sollten Sie auf grünen oder weißen Tee umsteigen. Übertreiben sollten Sie es allerdings nicht: Trinken Sie grünen Tee nicht kannenweise! Übrigens: Auch Mate-Tee enthält Koffein, und auch er ist sanfter als Kaffee.

Schlechte Säurebildner

- Cornflakes mit Zusätzen (Zucker)
- Fleisch von Rind, Kalb, Lamm, Ziege (auch bio)
- Geflügelfleisch, auch Taube, Wachtel (auch bio)
- Haferflocken als Schmelzflocken
- Innereien (auch bio)
- Kaffee
- Meeresfisch, Zuchtfisch
- Meeresfrüchte
- Milchprodukte (auch bio)
- Pferdefleisch (auch bio)
- schwarzer Tee
- Schweinefleisch (auch bio)
- Softdrinks, Cola, alkoholische Getränke
- Straußenfleisch
- Teigwaren aus Weißmehl
- weißer Reis, polierter Reis
- Weißmehlprodukte
- Wild
- Wurst, Schinken (auch bio)
- Zucker
- zuckerhaltige Lebensmittel

Schlechte Säurebildner

Als schlechte Säurebildner bezeichne ich alle Lebensmittel, deren säurebildende Wirkung gravierender ist als ihre sonstige positive gesundheitliche Wirkung. Durch die starke Säurebildung entziehen sie dem Körper zusätzlich basische Mineralien. Auch Fleisch und Milchprodukte gehören für mich dazu, denn tierische Eiweiße sind nun einmal die stärksten Säurebildner.

Keine Sorge, auch auf die schlechten Säurebildner müssen Sie in Zukunft nicht völlig verzichten. Wichtig ist mir nur, dass Sie wissen, was Sie tun, wenn Sie sich in Zukunft Kaffee, Cola, Süßes oder Fast Food einverleiben. Wenn Sie sich die Liste der schlechten Säurebildner anschauen, fragen Sie sich vielleicht, warum wir Fleisch und Fisch dazu zählen, obwohl beides viele Nährstoffe enthält. Das liegt daran, dass Nahrungsmittel mit tierischem Eiweiß eine stärkere Säurebildung aufweisen als Nahrungsmittel auf pflanzlicher Basis wie Getreideprodukte oder Hülsenfrüchte. Zudem sind die Stoffwechselauswirkungen eines übermäßigen Fleisch- und Fischverzehrs gravierender als bei übermäßigem Verzehr der guten Säurebildner wie Vollkorngetreide.

Wissen

Histamin und Histaminintoleranz

Histamin ist eine körpereigene Substanz, ein Gewebshormon, das auch in vielen Lebensmitteln enthalten ist. Histamin kann bei einem Zuviel oder bei Unverträglichkeit allergieähnliche Krankheitsbilder hervorrufen, kann aber auch zu Magen- und Darmstörungen, Kopfschmerzen und Kreislaufbeschwerden führen. Normalerweise wird das in der Nahrung vorkommende Histamin durch ein bestimmtes Enzym – Diaminoxidase (DAO) – abgebaut. Ist das Verdauungssystem und damit auch die Darmschleimhaut nicht einwandfrei, dann wird dieses Enzym gehemmt. Histamin kann nicht abgebaut werden. Das führt zu einem Teufelskreis im Darm und belastet das Immunsystem.

Histamin wird aber nicht nur durch die Nahrung zugeführt, sondern entsteht auch im Darm durch Gärungsprozesse. Gärungsprozesse treten immer da auf, wo die Nahrung nicht gut gekaut und verdaut wird. Der Histamingehalt von Lebensmitteln ist sehr unterschiedlich und orientiert sich an folgenden Prozessen in der Lebensmittelherstellung: Gärung, Reifung und lange Lagerung. So sind fast alle „gereiften" Lebensmittel sehr histaminhaltig.

Wichtig: Fisch sollte wirklich frisch verzehrt werden, denn der Histamingehalt steigt mit jedem Lagerungstag. Die meisten histaminhaltigen Lebensmittel sind Säurebildner. Besonders hoch ist der Histamingehalt im Schweinefleisch, aber auch in Alkohol, in Rotwein, Sekt, Champagner, in Käse, besonders in reifen Käsesorten, Geräuchertem, Gepökeltem wie Salami und in Schokolade. Es sind daher vor allem Säurebildner, die sehr histaminhaltig sind. Lediglich Sauerkraut, Tomaten und Erdbeeren sind stark histaminhaltige Basenbildner. Basenreiche Ernährung hilft daher auch histaminempfindlichen Menschen, sich wieder wohl zu fühlen.

Welches Fleisch ist überhaupt empfehlenswert?

Am besten, Sie kaufen Fleisch aus biologischer Herkunft. Schweinefleisch ist für Menschen nicht empfehlenswert, was an seiner Eiweißstruktur liegt und daran, dass es jede Menge Histamine enthält, die viele Menschen im Darm nicht abbauen können. Die Folgen können allergieartige Symptome, auch Kopfschmerzen und Durchfall sein. Fleisch von Säugetieren wie Kalb, Rind, Lamm, Ziege, Wild ist nur für Menschen ratsam, die keine Probleme mit ihrem Stoffwechsel haben. Geflügel wie Pute und Hähnchen sind hier für die Gesundheit optimaler – vorausgesetzt, die Geflügelfarm hält sich mit Medikamenten zurück. Erkundigen Sie sich genau, bei wem Sie was kaufen. Fragen Sie nach.

51

Übrigens: Die bisher größte Studie weltweit über das Risiko von rotem Fleisch (Fleisch, Schinken oder Wurst von Säugetieren wie Kalb, Rind, Schwein, Lamm, Ziege) hat bestätigt: Der Verzehr dieser Fleischsorten erhöht das Risiko, an Krebs und an Herz-Kreislauf-Leiden zu erkranken um bis zu 50%. Die Studie der nationalen Gesundheitsforschungsinstitute der USA greift hier auf ein Datenmaterial von über einer halben Million Amerikanern zurück.

Innereien sollten auf Ihrer Fleischliste ganz weit hinten stehen und, wenn überhaupt, nur in absoluten Ausnahmefällen verzehrt werden. Der Grund? Leber und Nieren sind wichtige Entgiftungsorgane – auch bei Tieren. Die vielen Wachstumshormone und andere Medikamente, die Tiere während ihrer kurzen und stressigen Aufzuchtsphase abbekommen, werden über Leber, Nieren und Darm entgiftet. Diese Organe sind daher hochgradig belastet. Tun Sie sich das nicht an – Ihre Leber und Ihre Nieren haben auch so genügend Arbeit.

Ist jeder Fisch empfehlenswert?

Bei Fisch dürfen Sie ruhig etwas wählerischer sein. Zum einen sind die Weltmeere schon so weit abgefischt, dass viele Fischarten bedroht sind. Zum anderen werden »Must-have-Fische« wie Lachs und Forellen sowie Meeresfrüchte im großen Stil gezüchtet. Die Massenfischzucht bringt wie die Massentierzucht die üblichen Begleiterscheinungen mit sich: Medikamentenrückstände. Bei den Meeresfischen ist es vor allem der Thunfisch, der häufig mit Quecksilber belastet ist. Dennoch müssen Sie auf Fischmahlzeiten nicht verzichten. Denn Fisch enthält wertvolle Omega-3-Fettsäuren und eine bis zwei Fischmahlzeiten in der Woche aus frischem Fisch sind durchaus vertretbar.

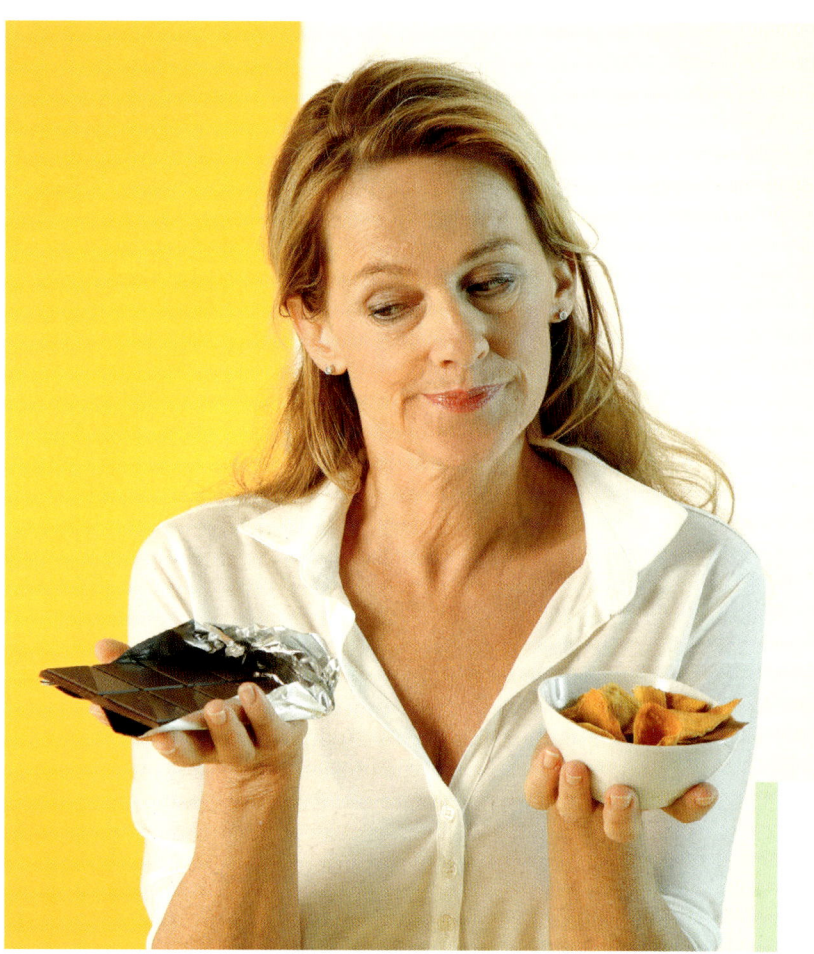

Versuchen Sie, Ihren Süßhunger mit getrockneten Früchten wie z. B. Papaya oder Mangos zu stillen. Auch Nüsse eignen sich gut, wenn die Lust zum Naschen groß wird. Am besten nehmen Sie sich eine Tüte Studentenfutter mit ins Büro!

Umweltschützer, Angler und natürlich Greenpeace empfehlen, möglichst Fisch aus biologischen Zuchtbetrieben zu kaufen (www.biofisch.at). Im Internet finden Sie Listen, denen Sie entnehmen können, welche wild gefangenen Fische noch akzeptabel in Bezug auf die Fischbestände sind. Zurzeit sind das:

- Karpfen, Hering,
- Seelachs und Makrele.

Zander, Forellen, Tintenfische, Dorade und Wolfbarsch gelten als kritisch, sollten daher nur selten verzehrt werden. Ganz bedenklich sind die Bestände von wildem Lachs, Heilbutt, Scholle, Dorsch, Seezunge und Thunfisch. Meiden Sie daher möglichst diese Fischarten.

Süßes

Wie sehr Sie in Ihrem Leben Süßes brauchen, hängt ein wenig von Ihren Erbanlagen ab. In meinem Buch (Natürlich entgiften mit Basenfasten, Schüßler-Salzen und Co.) habe ich verschiedene Typen beschrieben, von denen die »Nervenbündel« in Stresszeiten ohne Süßes kaum auskommen. Versuchen Sie es trotzdem: Greifen Sie zu Nüssen oder Trockenobst, bevor Sie den Schokoriegel nehmen. Zuckerhaltige Lebensmittel sind für den Körper völlig verzichtbar. Hier geht es nur um den Genuss und damit dieser Genuss ohne Reue bleibt, sollten Sie Süßes nur wohl dosiert an bestimmten Tagen in der Woche zulassen.

Was ist eigentlich an Süßigkeiten so schlimm? Dass sie meistens Zucker enthalten. Und wenn man von Zucker spricht, meint man damit meist den gewöhnlichen Haushaltszucker, der aus der Zuckerrübe gewonnen wird. Er findet sich in allen Fertigprodukten, die „Zucker" enthalten – selbst ein Glas Essiggurken enthält Zucker. Dieser Zucker ist raffiniert – also chemisch behandelt. Die ursprünglich in der Zuckerrübe vorhandenen Mineralien gehen dabei verloren, und zurück bleibt ein vitalstoffarmes, chemisch behandeltes Produkt, das dick macht und zu Karies führt. Übrigens: Weißer Zucker ist stärker säurebildend als ein unraffinierter Zucker. Gesündere Alternativen zum Süßen sind Apfeldicksaft, Agavensirup, Birnendicksaft, aber auch Ahornsirup. Selbst der leicht säurebildende Honig ist eine gesündere Alternative zum Süßen.

Der Mythos von der Milch

Kuhmilch wird in den gängigen Tabellen als leicht basenbildend eingestuft. Bei der Rohmilch stimmt das auch. Handelsüblich ist jedoch pasteurisierte und H-Milch (ultrahocherhitzt). Beide Verfahren verändern die Milch chemisch und machen ihre Säurewirkung aus. Rohmilch, auch als Vorzugsmilch bekannt, gibt es in Reformhäusern oder direkt beim Bauern. Auch Rohmilchprodukte wie Rohmilchkäse sind leicht basenbildend. Wenn Sie daher Kuhmilchprodukte verzehren wollen,

sind solche aus Rohmilch empfehlenswerter.

Nahezu jeder Mensch ist überzeugt davon, dass er täglich Milch trinken muss. Hier hat die Werbung der vergangenen Jahre ganze Arbeit geleistet. Inzwischen ist längst belegt, dass Milch nicht der wichtigste Kalziumlieferant ist und dass Milch vor allem nicht vor Osteoporose schützt. Um das zu beweisen, benötigt man keine Studien. Es genügt schon der gesunde Menschenverstand. In den Industrienationen nimmt die Anzahl der an Osteoporose erkrankten Menschen bedrohlich zu. In afrikanischen Ländern war Osteoporose bislang kein Thema. Die Industrienationen verzehren Unmengen von Milchprodukten und sind bekanntermaßen bewegungsfaul – die afrikanische Bevölkerung ernährt sich, sofern genügend zu essen da ist, sehr ballaststoffreich und bewegt sich sehr viel. Bewegung und gesunde, vitalstoffreiche, basenreiche Ernährung sind aber das A und O zur Verhinderung von Osteoporose. Das sollte zu denken geben.

Decken Sie Ihren Kalziumbedarf mit pflanzlichen Lebensmitteln: Rucola, Sesam, auch Sesamsalz, Mandeln, Kresse, Sojafleisch, Grünkohl, getrockneten Feigen, Petersilie, Schnittlauch, Kichererbsen. Sie enthalten teilweise viel mehr Kalzium als Kuhmilch. Sesam enthält beispielsweise sechsmal mehr Kalzium als die vergleichbare Menge Milch. Dazu kommt, dass Kalzium aus pflanzlicher Herkunft vom Körper viel besser aufgenommen werden kann als aus der Milch.

Denken Sie daran: Alle Milchprodukte sind Säurebildner, auch Joghurt und Quark. Daran ändert sich auch nichts, wenn Sie Magerquark verwenden. Die Bezeichnung Magerquark bezieht sich auf den Fettgehalt, was keinen Einfluss auf die Säurewirkung hat. Der Eiweißanteil ist im Magerquark und im fettreduzierten Joghurt genauso hoch wie im Quark mit seinem natürlichen Fettgehalt. Wenn Sie gerne Milchprodukte verzehren, dann sind Joghurt und Quark eine gute Alternative zum reinen Trinken von Milch, denn sie sind leichter verdaulich als Milch.

Noch besser ist es, auf Milchprodukte von Ziege und Schaf auszuweichen, da ihr Eiweiß für den Menschen besser verdaulich ist als das Eiweiß aus der Kuhmilch.

Zusatzstoffe und Co.

Zusatzstoffe wie Farbstoffe, Aromastoffe, Antioxidanzien, Geschmacksverstärker und Emulgatoren finden sich heute in den meisten Nahrungsmitteln. Sie werden allgemein sehr verharmlost und so genau weiß man nicht, welche vielfältigen Wirkungen der massenhafte Einsatz dieser Stoffe dauerhaft auf den Menschen und seine Gesundheit hat und ob nicht die Zunahme an Nahrungsmittelunverträglichkeiten mit Ihnen zusammenhängen kann. Viele dieser Stoffe wirken nicht direkt säurebildend, sollten aber gemieden werden, da sie den Stoffwechsel zusätzlich belasten. Wenn Sie überwiegend frische Lebensmittel verwenden und diese selbst zubereiten, können Sie Zusatzstoffe weitgehend vermeiden. Tatsache ist, dass viele Menschen auf Geschmacksverstärker empfindlich bis allergisch reagieren – bekannt als »China-Restaurant-Syndrom«. Meiden Sie daher Produkte, die Geschmacksverstärker wie Guanylate und Glutamate enthalten.

Kaffee

Kaffee, egal ob gebrühter, ob Espresso oder Schonkaffee – er wirkt säurebildend. Auch er ist ein Genussmittel, auf das viele Menschen nicht verzichten wollen. Problematisch ist bei Kaffee der Puringehalt (S. 53), weshalb der Espresso noch die beste Variante ist. Der gebrühte Kaffee, der häufig noch stundenlang herumsteht, enthält alle ausgeschwemmten Purine. Das schnelle Zubereitungsverfahren unter hohem Druck bei Espresso schwemmt weniger Purine aus. Auch ist Espresso magenverträglicher als Brühkaffee. Entkoffeinierte Kaffees sind Mogelpackungen. Ein Großteil des Koffeins wird in einem chemischen Verfahren herausgelöst – ein Teil Koffein bleibt erhalten –, dazu kommen die Chemikalien, die für das Entkoffeinieren nötig sind. Und: Wenn Sie gar Cappuccino trinken oder Milchkaffee, dann haben Sie einen zweiten Säurebildner dabei. Hier gilt: Wenn Kaffee, dann einen richtigen – am besten Espresso.

Optimal mit Säurebildnern umgehen

- Reduzieren Sie ihren Kaffeekonsum auf 1 bis maximal 2 Tassen am Tag. Wenn Sie keinen Kaffee trinken – umso besser.

- Essen Sie zwei- bis dreimal in der Woche Fisch – das gilt für Männer. Frauen und ältere Menschen sollten nur ein- bis zweimal in der Woche Fisch verzehren.

- Wenn Sie keinen Fisch mögen, können Sie zwei- bis dreimal in der Woche Fleisch oder Wurst essen. Wurst sollte hier eher die Ausnahme sein, da sie meist mehr versteckte Fette und andere Zutaten wie Pökelsalze enthält. Für Frauen gilt: Es genügen ein- bis zweimal pro Woche Fleisch oder Wurst, da Frauen weniger Eiweiß brauchen. Wenn Sie Ihre zwei bis drei Portionen Fisch pro Woche haben, genügt es völlig, nur einmal Fleisch zu essen oder gar nicht.

- Gehen Sie sparsam mit Milchprodukten um – nur jeden zweiten Tag. Als Erwachsener benötigen Sie pure Milch gar nicht. Besser sind Naturjoghurt, Quark mit natürlicher Fettstufe, hin und wieder ein Käsebrot – vorzugsweise mit Ziegen- oder Schafskäse.

- Alkohol sollte für Festlichkeiten und fürs Wochenende reserviert sein, denn er gehört zu den schlechten Säurebildnern.

- Softdrinks und Cola müssen gar nicht sein. Sie gehören zu den schlechten Säurebildnern, denen man keinen gesundheitlichen Wert abgewinnen

kann. Je eher Sie sie sich abgewöhnen, umso besser. Und wenn sie Ihnen zu gut schmecken, dann bitte als absolute Ausnahme.

- Süßigkeiten sollten eine Ausnahme sein: wenn überhaupt, dann ein- bis dreimal die Woche.

- Pizza, Döner und Burger müssen nicht sein! Es sei denn, Sie machen sich die Pizza mit frischen Zutaten zu Hause selbst. Wenn Sie ein Fastfoodfan sind, reduzieren Sie Ihre Ausflüge in diese Fastfoodwelt auf ein Minimum – zu besonderen Gelegenheiten.

- Nudeln sind schon allein deshalb gefährlich, weil sie so glitschig sind, dass man sie nie richtig kaut. Aber sie schmecken mit einer leckeren Sauce so gut – vor allem Kinder lieben sie. Wenn schon Nudeln, dann bitte aus Hirse, Dinkel, Kamut, damit auch mal andere Getreide zum Zug kommen. Beschränken Sie normale weiße Hartweizengrießnudeln auf ein Minimum und machen Sie dazu ein Gemüsesugo oder Pilzragout.

- Wenn schon Brot oder Nudeln, dann bitte als Vollkornprodukt. So ist Getreide zwar leicht säurebildend, liefert aber auch Vitalstoffe und Ballaststoffe. Das gilt auch für Gebäck. Wenn schon – dann lieber Vollkorn.

- Brot sollte höchstens einmal täglich auf den Tisch. Also bitte nicht morgens, mittags und abends Brot essen.

- Hülsenfrüchte bereichern den Speiseplan und können einmal die Woche als Suppe oder als Beilage auf dem Speiseplan stehen.

- Nüsse sind ein gesunder Snack und immer dann angesagt, wenn Sie eigentlich gerade zu einem Schokoriegel greifen wollen.

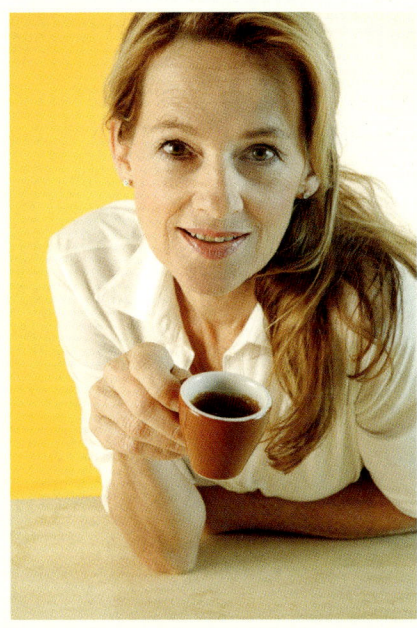

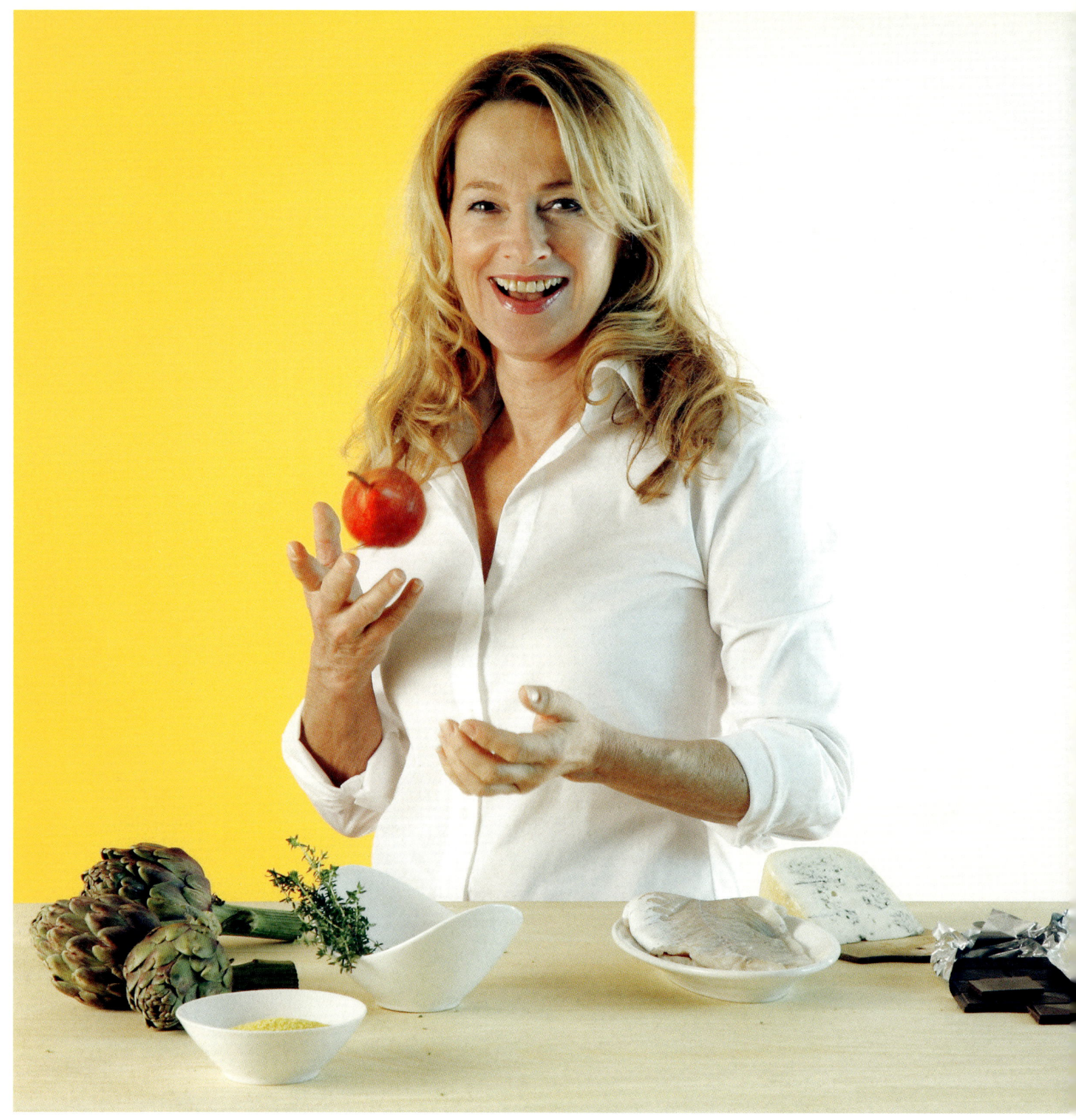

BASISCH PUNKTEN – TAG FÜR TAG

Sind Sie bereit, Ihr Leben von nun an basischer zu gestalten, und wollen Sie sich auf die Welt der basischen Lebensmittel einlassen? Hier kommen die Tipps, die Sie für Ihr neues basisches Lebensgefühl benötigen. Mit dem hier vorgestellten Wochenplan und den zahlreichen basenreichen Tipps werden Sie für die erste basenreiche Woche an die Hand genommen, damit nichts schief gehen kann.

Wie ich mich basenreich ernähre

Die Argumente für eine Ernährungsweise, die überwiegend aus Basenbildnern besteht, sind einleuchtend und nicht zu toppen. Wie aber setze ich das in der Praxis um, wo doch an jeder Ecke die nächste Säureattacke lauert? Mit diesem Ernährungsprogramm zeigen Sie Säurebildnern in Zukunft die rote Karte. Und keine Angst, auch wenn die Säuren hin und wieder die Regie übernehmen wollen – mit einer Menge basischer Tricks gewinnen Sie.

3 Schritte zum langfristigen Erfolg

1. Schritt:
ein Reset mit Basenfasten

2. Schritt:
eine basenreiche Woche

3. Schritt:
basenreiche Tipps

3 Schritte zum langfristigen Erfolg

Je nach Lebenssituation, in der Sie sich befinden, fällt es Ihnen mehr oder weniger schwer, auf lieb gewordene Gewohnheiten zu verzichten, die für Ihre Gesundheit nicht von Vorteil sind. Manchmal ist es ganz gut, solche tiefgreifenden Veränderungen mit einem Reset zu beginnen. Im Falle der basenreichen Ernährung heißt das Reset Basenfasten. Starten Sie mit einer Woche Basenfasten, um Ihre Geschmacksnerven wieder zu sensibilisieren – so fällt es Ihnen leichter, basischer zu leben, denn Sie schmecken den Unterschied!

Ein Reset mit Basenfasten ist somit der erste Schritt zu Ihrem basenreichen Leben. Im zweiten Schritt stelle ich Ihnen eine basenreiche Woche vor mit vielen leckeren Rezepten, und im dritten Schritt erhalten Sie jede Menge Tipps für Ihren Alltag – Tipps, wie Sie Säurefallen in Zukunft umgehen können.

Schritt 1: Basenfasten – die Wacker-Methode®

Wenn Sie Ihre Ernährungsumstellung mit einer Basenfastenwoche beginnen, ist das wie ein Reset. Durch die übliche Zivilisationskost werden die Geschmacksnerven auf Dauer so überreizt, dass das Geschmackserleben einer herrlichen Kartoffel oder einem knackigen Kohlrabi völlig verloren gegangen ist. Ernähren Sie sich mit Basenfasten eine oder auch zwei Wochen lang ausschließlich von basenbildendem Obst und Gemüse, und

Sie werden am Ende der Kur erstaunt feststellen, wie sensibel Ihre Geruchs- und Geschmackswahrnehmung geworden sind. Vermutlich werden auch Sie erleben, dass Ihnen übel wird, wenn Ihnen in Einkaufspassagen oder an Bahnhöfen das Geruchsgewirr von Fastfood in Verbindung mit schlechtem Fett entgegenschlägt. Ein Reset mit Basenfasten macht Sie zum Feinschmecker für gesundes Essen. Und das ist ein riesiges Plus für Ihre Gesundheit. Als mein Mann und ich die Methode Basenfasten vor Jahren entwickelten, war unser größtes Anliegen, unseren Patienten und allen Interessierten einen genussvollen Weg zu einer basenreichen und gesunden Ernährungsweise zu zeigen.

So funktioniert Basenfasten: Beim Basenfasten dürfen Sie essen: alles, was der Körper zu Basen verstoffwechseln kann. Ein Basenfastentag besteht aus drei rein basischen Hauptmahlzeiten und, falls nötig, zwei rein basischen Zwischenmahlzeiten. Dazu wird jede Menge getrunken: kaltes oder heißes Quellwasser oder Kräutertees aus einheimischen Kräutern. Rezepte für eine Basenfastenwoche finden Sie in unserem Rezeptteil gekennzeichnet mit dem Zusatz »rein basisch«. Und so sieht ein Basenfastentag aus:

Frühstück: Frisches Obst der Saison ist das ideale Frühstück. Je nach Jahreszeit können Sie einfach eine Banane oder einen Apfel essen oder sich ein leckeres basisches Müsli zubereiten. Ein frisch gepresster Saft ist ein besonders vitalstoffreicher Energieschub am Morgen. Und nicht vergessen: Behandeln Sie den Saft, als würden Sie ihn essen, Schluck für Schluck – langsam »kauen«, damit die Verdauungsenzyme im Mund arbeiten können.

Mittagessen: Der tägliche Salat – möglichst roh und mit vielen frischen Kräutern – gehört auf den Mittagstisch. Wenn Ihnen ein Salat nicht ausreicht, können Sie im Anschluss noch eine kleine Gemüseportion roh oder gekocht essen. Wenn Sie keine Rohkost vertragen, können Sie auch einen Salat aus gekochtem Gemüse oder ein Gemüsegericht essen.

Abendessen: Gestalten Sie das Abendessen – bis 18 Uhr – nicht zu üppig. Je nach Jahreszeit bieten sich Gemüsesüppchen oder ein kleines, gedünstetes Gemüsegericht an.

Zwischenmahlzeiten: Zwischenmahlzeiten müssen nicht sein, sind aber erlaubt. Wenn Sie zwischendurch Hunger oder Knabbergelüste be-

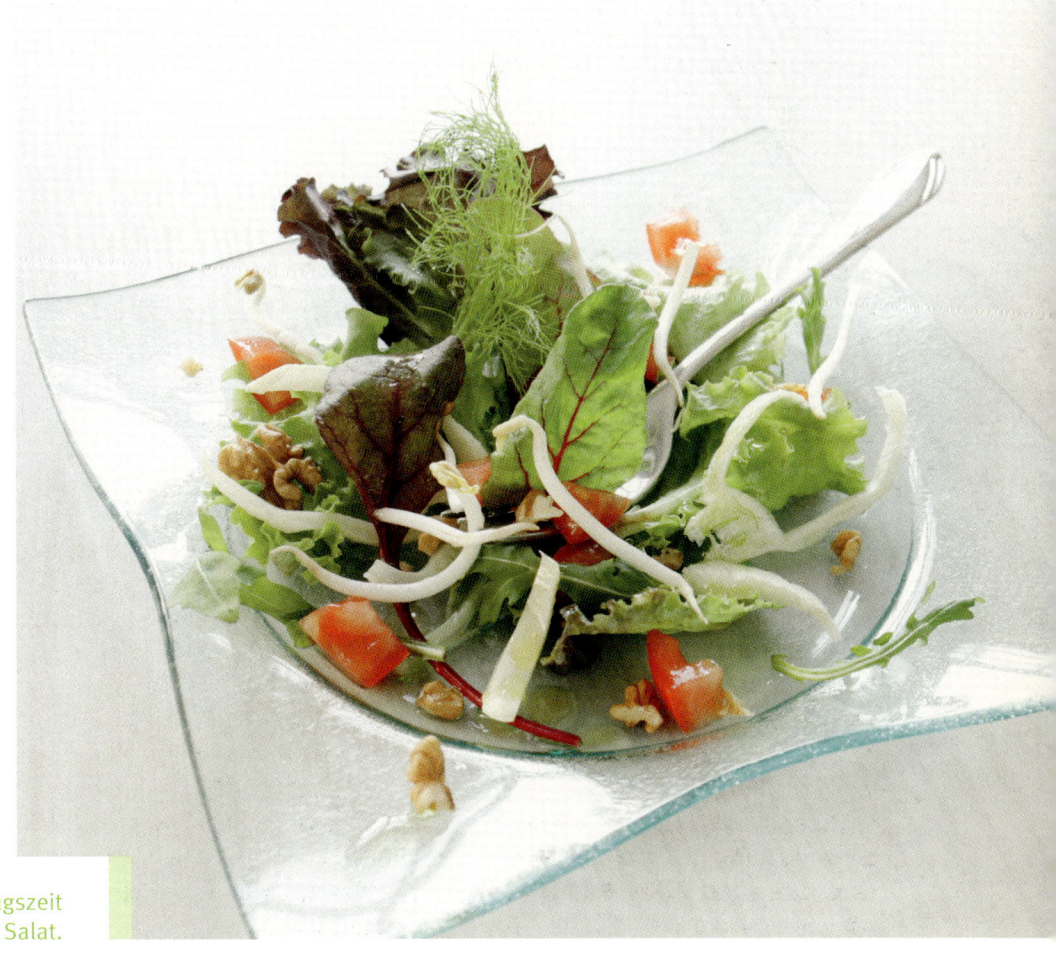

Die basische Hauptmahlzeit zur MIttagszeit besteht aus einem frischen Salat.

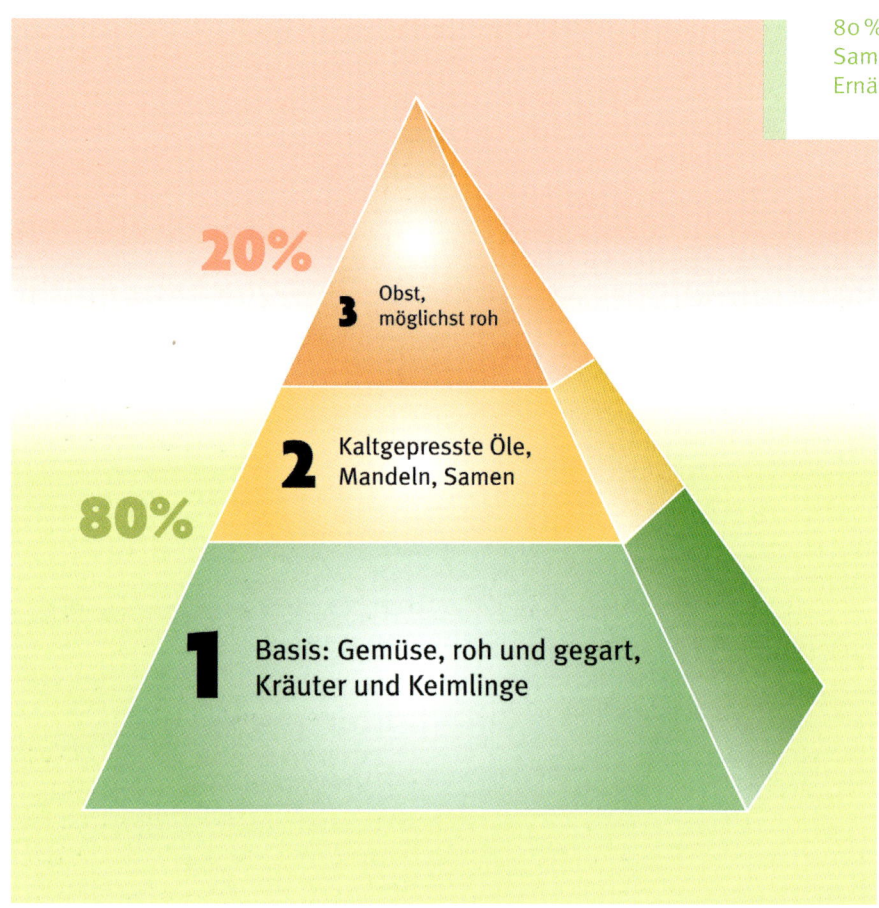

80 % Gemüse, Kräuter, Keimlinge, Öle und Samen + 20 % Obst – Ihre 100 % basische Ernährung während des Basenfastens.

20%

3 Obst, möglichst roh

2 Kaltgepresste Öle, Mandeln, Samen

80%

1 Basis: Gemüse, roh und gegart, Kräuter und Keimlinge

gen. Beginnen Sie nie eine Kur halbherzig nur aus dem Kopf heraus: »Ich sollte, ich weiß, aber eigentlich habe ich keine Lust dazu.« Warten Sie lieber ab, bis Sie sich motiviert fühlen. Sie können den Motivationsprozess auch selbst unterstützen, indem Sie sich eine Belohnung versprechen. Wenn es um einige Kilos oder um niedrigere Cholesterinwerte geht, versprechen Sie sich doch eine neue schicke Tasche oder ein paar tolle Schuhe, sobald die Werte im grünen Bereich sind. Setzen Sie sich ein klares Ziel: nichts motiviert mehr als ein klares, realistisches Ziel.

2. Ernährung – 100 % basisch: Darauf kommt es beim Basenfasten an: Alle Nahrungsmittel, die Sie zu sich nehmen, bilden im Körper Basen oder reagieren neutral, wie Wasser oder Pflanzenöle. Verzichten Sie während der Basenfastenzeit auf Säurebildner. Durch den völligen Verzicht auf Säurebildner wird eine Mobilisierung der abgelagerten Säuren erreicht, die dann durch hohe Trinkmengen und regelmäßige Darmreinigung ausgeschwemmt werden. Je genauer Sie sich daran halten, umso größer ist Ihr Erfolg. Die Tabelle auf S. 25 ff. zeigt Ihnen, welche Lebensmittel 100 % Basen bilden und für Basenfasten geeignet sind.

kommen, trinken Sie erstmal einen Schluck Wasser oder Kräutertee. Wenn das nicht ausreicht, können Sie einige Mandeln, Trockenfrüchte oder Oliven essen.

Getränke: Trinken Sie 2 – 3 Liter Quellwasser pro Tag, je nach Jahreszeit warm oder kalt. Auch stark verdünnte Kräutertees sind ein ideales Getränk.

Wichtig beim Basenfasten – die Basics: Damit Ihre Basenwoche wirklich gut gelingt, sollten Sie einige Dinge beachten, die ich in den Basics zusammengefasst habe: Motivation, Ernährung – 100 % basisch, Genuss, viel trinken, Darmreinigung, Bewegungsprogramm, Erholung.

1. Motivation: Jede Kur ist so gut wie die Motivation, die Sie dafür aufbrin-

3. Genuss: »Basenfasten – eine Woche basisch genießen.« Unter diesem Motto startete ich vor einigen Jahren den 1. Basenfastenkurs in der Praxis. Ich war es leid, hören zu müssen, dass nur ungesundes Essen lecker schmecken kann und man außer Kartoffeln, Lauch, Karotten und Salat ohnehin nichts essen dürfte beim Basenfasten. Dass dem nicht so ist, zeigen über 200 Rezepte in meinen Büchern, von denen sich viele unbemerkt zu einem Festessen mogeln lassen. Experimentieren Sie mit der Vielfalt an basischen Lebensmitteln und genießen Sie basisch: Richten Sie die Gerichte auf schönen Tellern appetitlich an – ein lieblos auf den Teller gelegtes Essen schmeckt nie wirklich gut. Und achten Sie aufs Ambiente. Decken Sie den Tisch schön, zünden Sie eine Kerze an, essen Sie nur mit netten Leuten.

4. Trinken: Wasser durchspült die Lymphe und die Nieren, und nur so können unerwünschte Stoffe den Körper auch verlassen. Empfohlene Trinkmenge während der Basenfasten-Zeit und danach: 2,5 bis 3 Liter pro Tag. Ein von mir besonders geschätztes Wasser ist Lauretana aus dem Monte-Rosa-Massiv, das es in vielen Naturkostläden und Reformhäusern zu kaufen gibt. Sie müssen es übrigens nicht unbedingt kalt trinken – auch warm oder heiß ist Wasser ein durchspülendes Getränk. Der entgiftende Effekt des Wassers wird noch erhöht, wenn Sie es dazu mindestens

20 Minuten lang kochen lassen – das ergibt den sogenannten »ayurvedischen Champagner«. Auch stark verdünnter Kräutertee eignet sich hervorragend fürs Basenfasten: 1 Beutel auf 1 Liter Wasser und ohne Zusätze (keine Früchte, Fruchtschalen, Roibusch, Aromastoffe, Farbstoffe). Wenn Sie während der Basenfastenwoche einen speziellen Heiltee trinken möchten, wie beispielsweise Brennnesseltee oder Entschlackungstee, bitte pro Tag immer nur eine oder zwei Tassen, weil die Heilwirkung der Tees sonst zu stark wird. Auch Pfefferminztee in größeren Mengen getrunken, kann Ihnen Schwierigkeiten bereiten und zu Blähungen und Bauchschmerzen führen.

5. Darmreinigung: Auch wenn Sie eine tadellose Verdauung haben – Darmreinigung gehört zum Basenfasten. Wer weiß, wie es in Ihrem Darm aussieht und wie es Ihren Verdauungsorganen wirklich geht? Die meisten Därme sind träge und entleeren sich nicht vollständig, sodass die Reste im Darm im Laufe der Zeit zu Ablagerungen und Verklebungen an den Darmwänden führen. Grund dafür ist falsche Ernährung, Überernährung und Bewegungsmangel. Wenn Sie sich nun eine Woche 100 % von Obst und Gemüse ernähren, lösen sich diese Ablagerungen noch nicht. Durch Basenfasten wird die Zufuhr von Säurebildnern gestoppt – aber der Stoffwechsel steht nicht still. Es ist viel-

mehr so, dass der Stoffwechsel durch Basenfasten angeregt wird, bereits eingelagerte Säuren zu mobilisieren. Nun müssen sie nur noch ausgeschieden werden. Wenn Sie den Darm nicht zusätzlich entleeren, kann es vorübergehend zu Blähungen kommen. Helfen Sie ihm daher ein wenig nach mit Glaubersalz, mit Einläufen oder mit Colon-Hydro-Therapie. Während einer oder zwei Basenfastenwochen ist es empfehlenswert, den Darm alle zwei bis drei Tage zu reinigen.

Darmreinigung mit Glaubersalz: Glaubersalz ist chemisch gesehen Natriumsulfat und in allen Apotheken erhältlich. Wenn Sie schon einmal gefastet haben, dann kennen Sie diese Reinigungsmethode vermutlich schon. Wenn Sie den Geschmack von Glaubersalz nicht mögen, dann können Sie in der Apotheke auch Bittersalz (oder F. X.-Passage-Salz) kaufen. Wenn Sie sich für Glaubersalz als Darmreinigungsmethode entscheiden, dann beachten Sie bitte, dass der Wirkungseintritt nicht vorhersehbar ist. Idealerweise sollte die Entleerung ein bis wenige Stunden nach Einnahme des Salzes erfolgen. Die Wirkung kann aber auch viele Stunden auf sich warten lassen oder gar nicht eintreten. Wann immer sie eintritt, sollten Sie in unmittelbarer Nähe einer freien Toilette sein. Mit der Einlauf-Methode sind Sie eindeutig unabhängiger. Glaubersalz reizt die Darmschleimhäute und sollte von Menschen mit empfindlichem Darm nicht genommen werden.

6. Bewegung: Tägliche Bewegung sollte eigentlich etwas Selbstverständliches sein. Dass dies nicht so ist, erfahre ich täglich in meiner Praxis. Und bitte: Bewegen Sie sich nicht nur in der Basenfastenzeit! Was Sie tun, um zu Ihrer täglichen Bewegung zu kommen, überlasse ich Ihnen. Suchen Sie sich eine Sportart aus, die Sie auch wirklich auf Dauer ausüben wollen und können, und wenn es nur 30 Minuten Gymnastik oder Pilates zu Hause sind. Tun Sie es – und zwar täglich. Eine andere Art der körperlichen Betätigung sind Yoga, Tai-Chi und Qigong. Der Vorteil dieser Techniken ist, dass hierbei automatisch die Atmung mitberücksichtigt wird und der Geist zur Ruhe kommt. Dabei werden der Stoffwechsel, die Durchblutung und alle Körperfunktionen harmonisiert. Noch tiefgreifender, wenn auch ohne direkte körperliche Bewegung, ist Meditation. Wenn Sie abends kaputt nach Hause kommen, ist das die ideale Technik, um abzuschalten. Sinnvoll ist es, erst einige Minuten Yoga zu machen und danach zu meditieren. Sie können das nicht? Kein Problem. In allen Städten gibt es inzwischen Yogakurse und Meditationsgruppen.

7. Erholung: Sie können den Basenfasteneffekt toppen, indem Sie in diese Zeit viele Erholungsinseln einbauen. Durch ausreichende Erholung entsäuern und entgiften Sie Ihren Organismus. Nutzen Sie dieses einfache und sehr effektive Heilmittel der Natur. Die beste Erholung bekommen Sie im nächtlichen Schlaf – vor 24 Uhr. Hier sorgen der Stoffwechsel und die Leber für die Entgiftung, die Haut und das Nervensystem erholen sich vom Tagesstress. Voraussetzung ist, dass der Schlaf ausreichend ist, das heißt acht bis neun Stunden, und dass Sie überhaupt schlafen können. Der Schlaf vor Mitternacht hat eine größere Erholungskraft als der Schlaf nach Mitternacht. Versuchen Sie daher, während der Basenfastenwoche um 22 Uhr, spätestens aber um 23 Uhr zu Bett zu gehen. Für den reibungslosen Ablauf der Stoffwechselvorgänge in der Nacht ist das von großem Nutzen. So kann der Körper am nächsten Morgen die Säuren gut ausscheiden. Tipps für einen guten und erholsamen Schlaf:

- Nehmen Sie sich abends keine »aufregenden« oder aufwühlenden Tätigkeiten mehr vor.
- Schreiben Sie Gedanken, die Sie am Einschlafen hindern, auf – in ein Tagebuch.
- Nehmen Sie ein entspannendes Bad am Abend – ein Aromabad mit Honig und Mandeln, ein Ölbad mit Lavendel oder mit Melisse.
- Nach einem stressigen Tag ist ein Basenbad (Apotheke) eine echte Entspannungsoase und ein guter Ersatz für einen zeitaufwendigen Saunaabend.
- Wenn Sie morgens müde und zerknirscht aufwachen: Lassen Sie überprüfen, ob Sie auf einer Reizzone schlafen oder ob Sie einfach von zu vielen elektrischen Geräten am Schlafplatz umgeben sind. Schalten Sie all Ihre Standbys aus, laden Sie Ihr Handy nachts in einem anderen Zimmer, und wenn Sie dann morgens immer noch nicht fit sind, eventuell sogar mit Rücken- oder Kopfschmerzen aufwachen, sollten Sie daran denken, Ihr Bett um einige Zentimeter zu verrücken – das kann Wunder wirken.
- Überlegen Sie sich rechtzeitig Ihr tägliches Bewegungsprogramm. 30 bis 45 Minuten sollten Sie dafür einplanen. Wenn Sie ein Bewegungsmuffel sind, steigern Sie Ihre sportliche Aktivität langsam – Schwimmen, Gehen und Walken sind gute Anfängermethoden.
- Machen Sie eine »Muss-Inventur«! Müssen Sie wirklich all das tun, was Sie sich auferlegt haben? Gehören auch Sie zu den Menschen, die sich durch zu hohe Ansprüche und durch zu viele Vorhaben permanent selbst stressen? Was können Sie dagegen tun? Es gibt einen einfachen Tipp: Stellen Sie sich vor, Sie lägen mit einem gebrochenen Bein im Krankenhaus. Dann würden Sie all diese Dinge auch nicht tun … und Sie stellen erstaunt fest, dass die Welt deshalb nicht untergeht.

Schritt 2: eine basenreiche Woche

Der folgende Wochenplan ist ein Vorschlag, wie Ihre erste basenreiche Woche aussehen kann. Der Plan ist so gehalten, dass die Rezepte zu allen Jahreszeiten verwendet werden können. Sie finden ab S. 78 jeweils alternative Vorschläge für saisonale Rezepte.

Ihr basenreicher Wochenplan							
	Montag	Dienstag	Mittwoch	Donnerstag	Freitag	Samstag	Sonntag
Frühstück	frisch gepresster Apfel-Karotten-Saft mit Erdmandeln (S. 78), 1 Tasse Kräutertee	basisches Müsli mit Banane (S. 84), 1 Tasse Kräutertee	Bananenshake mit Kiwi und Erdmandeln (S. 80), 1 Tasse Kräutertee	Amaranthmüsli mit Banane und Apfel (S. 88), 1 Tasse Kräutertee	Ananasshake mit Bananen und Erdmandeln (S. 82), 1 Tasse Kräutertee	Joghurt mit getrockneten Aprikosen und Erdmandeln (S.86), 1 Tasse Espresso, Kaffee, Schwarztee oder grüner Tee	Amaranthmüsli mit Bananen und Apfel (S. 88), 1 Scheibe Vollkornbrot mit Ziegenfrischkäse, 1 Tasse Schwarz- oder Grüntee
Zwischenmahlzeit	Naturjoghurt mit 1 Banane	1 Karotte oder 1 Apfel	Quark mit 1 zerdrückten Banane	Naturjoghurt mit 1 EL Erdmandelflocken	1 Kohlrabi oder einige Radieschen	1 Apfel oder einige Apfelringe	Kräutertee oder Wasser
Mittagessen	Bataviasalat mit frischer Kresse und Karottenraspeln (S. 94)	Chicoréesalat mit Karotten, Rosinen und Mandeln (S. 100)	Kopfsalat mit Roter Bete und Kresse (S. 104)	Kartoffelsalat mit Glattpetersilie und Kresse (S. 105)	Rettichsalat mit Karottenraspeln (S. 102)	Rote-Bete-Rohkost mit Crème fraîche (S. 117)	Entfällt, da sonntags das Frühstück meist viel später ist.
wenn mittags die Hauptmahlzeit des Tages ist	Pellkartoffeln mit Kräuterquark (S. 114)	Kartoffel-Fenchel-Gemüse (S. 124) mit Saiblingfilet	Quinotto mit Karotten und Spinat (S. 126)		Vollkornbrot mit Avocadoaufstrich (S. 96)	Austernpilzragout mit Vollkornbasmatireis (S. 120)	Für Frühaufsteher: ein Salat (S. 94)
Zwischenmahlzeit	einige Nüsse und/oder ungefärbte Oliven	einige getrocknete Mangostücke	einige Cashewkerne	Naturjoghurt mit 2 TL gehackten Mandeln	einige getrocknete Aprikosen	einige getrocknete Papayastücke	Buttermilchshake mit Avocado (S. 96)
Abendessen	Basensuppe mit Gemüsespaghetti (S. 106)	Avocado mit Joghurt und Kresse (S. 96)	Austernpilzcremesüppchen (S. 110)	Lauchgemüse mit Kräuterseitlingen (S. 128)	Champignons mit Zwiebeln und Crème fraîche (S. 120)	Kartoffel-Sesam-Gemüse (S. 116)	Karottenspaghetti mit Spinat und Lammfilet (S. 122)

Schritt 3:
biete Säuren, suche Basen

Die erste basenreiche Woche nach dem Wochenplan ist ja noch ganz gut zu schaffen, und Sie wissen nun auch, wie es danach weitergehen soll. Aber was wäre das Leben, hielte es nicht an jeder Ecke saure Verführungen bereit, die Sie, schneller als Sie wollen, in alte Muster zurückwerfen. Ja, nun fängt der Alltag an, und Ihre basenreichen Vorsätze müssen sich nun bewähren. Eine kleine Entwarnung möchte ich gleich zu Beginn geben: Machen Sie sich keinen unnötigen Stress, wenn Sie doch mal wieder Säurebildner gegessen und sie auch noch lecker geschmeckt haben. Sie müssen nicht jungfräulich basisch in die Weltgeschichte eingehen. Ein wenig Mogeln ist erlaubt und daher zeigt Ihnen die Tauschbörse, wie Sie vorübergehende Säuresünden ungefähr ausgleichen können.

Vorsicht vor Milchmädchenrechnungen! Wichtig ist mir dabei nur, dass Sie verstehen, dass Sie keinesfalls drei Tassen Kaffee gegen drei Gläser frisch gepressten Saft ausgleichen können, denn der Kaffee muss in jedem Fall über die Leber abgebaut werden und belastet den Stoffwechsel. Kaffee hat neben seiner Säurewirkung noch zahlreiche andere Wirkungen im Organismus – so wirkt er stark anregend, wirkt auf das Kreislaufsystem und macht süchtig, weshalb das Weglassen des Kaffees stets zu Koffeinentzugserscheinungen führt. Mit drei Gläsern Saft können Sie selbstverständlich diese vielen Wirkungen nicht ausgleichen. Dennoch ist es für den Säure-Basen-Haushalt immer gut, wenn Sie ein Zuviel an zugeführten Säuren mit einem Plus an Basen ausgleichen, denn das mindert die negativen Auswirkungen. Auch bei zu hohem Fleischkonsum ist es nicht nur die Säurewirkung, die Fleisch gesundheitlich bedenklich macht, es sind auch die Fette, die durch die Aufzucht zugesetzten Stoffe wie Hormone und Antibiotika. Und wenn Sie Fertiglebensmittel verzehren, wird Ihr Stoffwechsel zusätzlich mit Konservierungsmitteln, Farbstoffen, Aromastoffen, Geschmacksverstärkern, Zuckeraustauschstoffen und Emulgatoren konfrontiert.

Bei basenreicher Frischkost entfällt diese Belastung, und so bringt Ihnen eine rein basische Suppe zwar eine

Wissen

Basischer Leben? So funktioniert's

- Täglich 1–2 Äpfel oder anderes Obst der Saison.
- Täglich ein Rohkostsalat mit frischen Keimlingen.
- Täglich 1 große Portion Gemüse oder 1 Gemüsesuppe.
- Insgesamt sollten Sie mindestens 1 Kilo Obst und Gemüse pro Tag verzehren – das ist gar nicht so viel – wiegen Sie mal einen Apfel.
- Doch mal zu viele Säuren erwischt? Dann gilt: Schnell mit einer basischen Mahlzeit ausgleichen!

Entlastung, die verzehrten Zusatzstoffe müssen dennoch in der Leber abgebaut werden. Sie finden daher in der Tauschbörse (S. 66) Vorschläge, wie Sie Säuresünden in einer oder zwei Mahlzeiten kurzfristig durch nachfolgende basische Mahlzeiten entschärfen können, damit Sie wieder auf die basenreichere Spur kommen. Optimal ist jedoch, wenn Sie Ihre Säuresünden nicht übertreiben.

Wenn Sie tagsüber einmal zu viele Säuren abbekommen haben, gleichen Sie sie abends oder
am nächsten Tag einfach aus: mit Kräutertee,
Gemüsesuppe, Brühen, Pellkartoffeln oder Salat.

Basische Tage für zwischendurch

Die besten Vorsätze sind im Alltag
nicht immer haltbar. Da gibt es Einla-
dungen, Geburtstage, Feiertage, Ur-
laube, Frustessen und natürlich die
gefürchteten Heißhungerattacken.
Und schon ist es geschehen: Es sind
mal wieder jede Menge Säurebildner
auf dem Teller gelandet. Hier eine
Latte macchiato, da ein Stück Kuchen,
gestern Abend ein üppiges Abendessen mit Fleisch, Sauce, Nudeln und
danach noch Tiramisu. Bevor Sie nun
den Kopf in den Sand stecken und sagen: Na ja, irgendwann lege ich mal
wieder eine Basenfastenwoche ein,
sollten Sie das saure Übel gleich an
der Wurzel packen. Legen Sie in den
nächsten Tagen einen basischen Tag
ein – das beruhigt Ihr Gewissen und
entlastet den Stoffwechsel.

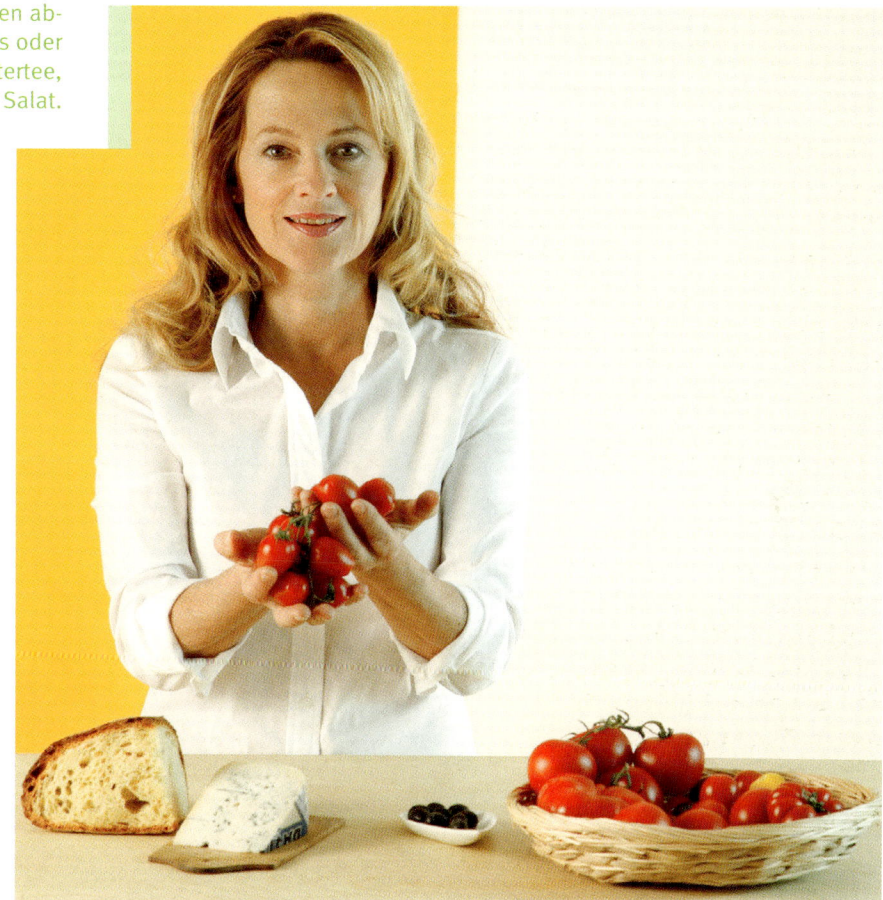

Frühstück:
▌ Wasser, Kräutertee oder frisch gepresster Obst- oder Gemüsesaft.
Für den kleinen Hunger:
▌ 1 bis 2 Obstsorten der Saison ganz
oder als Obstsalat.
Für die ganz Hungrigen:
▌ ein »basisches Müsli«
Wenn Sie Obst nicht mögen oder
nicht vertragen, empfehle ich
▌ eine warme Gemüsebrühe.

Zwischenmahlzeit: Wenn Sie der
Hunger plagt, sind folgende Snacks
in Ordnung:
▌ einige Mandeln (keine anderen
Nüsse!), Dörrobst (Feigen, Datteln,
Aprikosen, Äpfel, Pflaumen, Rosi-
nen etc.), oder 1–2 Teelöffel
Mandelmus
▌ einige Oliven
Mittagessen: Für den kleinen
Mittagshunger:
▌ bunter Rohkostsalat

▌ Gemüsecarpaccio
Für die Hungrigen:
▌ Gemüsebrühen oder Gemüse-
suppen
▌ gedämpftes Gemüse
Abendessen:
▌ warme Gemüsebrühe oder -suppe
▌ gedünstetes Gemüse
Denken Sie daran, dass Sie nach
18 Uhr möglichst nichts mehr essen.
Und haben Sie ausreichend getrunken? Täglich sollten es 3 Liter sein.

Zu viele Säuren abbekommen? Damit können Sie ausgleichen:	
Cappuccino und Croissants zum Frühstück?	Mittags gibt es nur einen großen Salat.
Frühstück mit Kaffee und Marmeladenbrot und mittags unterwegs und keine Zeit für Basisches?	Dann ist heute Abend Suppenabend angesagt und morgen früh gibt's Obstsalat.
Spaghetti mit Tomatensauce, weil es zum Mittag schnell gehen musste?	Abends gibt's nur fünf kleine Pellkartoffeln mit Olivencreme.
Im Meetingstress drei Tassen Kaffee zu viel getrunken?	Morgen früh gibt es einen frisch gepressten Saft und danach erst mal Kräutertee.
Gestern auf einer Geburtstagsfeier zu tief ins Glas geschaut?	Heute gibt's einen frisch gepressten Saft und mittags Salat.
Abends eine große Geburtstagseinladung mit allem, was den Körper sauer macht?	Morgen früh sind ein basisches Müsli und eine Walkingrunde angesagt.
Heute nur belegte Brote gegessen?	Morgen ist ein Salat-Gemüse-Tag.
Am Nachmittag zu viel genascht?	Dafür gibt es heute Abend nur eine Gemüsebrühe, wenn Sie sehr hungrig sind, mit ein bis zwei Kartoffeln drin.

Basenreich und phantasievoll mit Kindern kochen

»Mein Kind isst kein Gemüse – es mag nur Würstchen, Pommes, Nudeln und Pizza.« Stimmt das wirklich? Manche Eltern sind, wenn es um die Ernährung ihrer Kids geht, schnell entmutigt. Geben Sie nicht so schnell auf! Auch Ihre Kinder essen Obst, Salat und Gemüse – Sie wissen nur noch nicht, welche Sorten sie bevorzugen. Es geht doch auch uns Erwachsenen so, dass wir längst nicht alle Gemüsesorten mögen. Ich beispielsweise mag Blumenkohl und Rosenkohl nicht leiden und esse es nur zur Not. Einer meiner Söhne steht auf Auberginen und hasst Zucchini, der andere liebt Zucchini und mag keine Auberginen. Beide mögen Fenchel nicht – wenn ich ihn allerdings püriert in eine Suppe einbaue, löffeln sie mir die Suppe im Nu leer. Am liebsten aber essen sie Kartoffelsuppen – eine Entdeckung, die ich eher zufällig gemacht habe. Mein Jüngster, der sonst gerne nach was »Richtigem«, sprich Fleisch, fragt, isst schon mal drei Teller Kartoffelsuppe und findet sie superlecker. So geht es meinem Mann und mir beim Basenfasten: Mein Mann kocht 3 Liter Kartoffel-Karotten-Cremesuppe – und abends stellen wir fest, dass der Topf von uns leer gegessen wurde.

Auf was kommt es also an? Sie müssen Basisches ganz selbstverständlich anbieten – morgens ein Obstfrühstück vorbereiten, mittags steht ungefragt ein Salat am Platz – der gehört einfach zum Essen … Auffallend ist, dass Kinder, die sich ihr Essen selbst zubereiten müssen, sich keinen Saft frisch pressen oder Obst schneiden für ein Müsli. Da sind wir Eltern gefordert, basische Angebote zu machen. Probieren Sie es aus, und Sie werden erstaunt sein, wie gut das funktioniert. Schwierig wird es, wenn Ihr Partner oder auch nahe stehende Verwandte Obst und Gemüse öffentlich disqualifizieren. Hier kommt es darauf an, welche Stärke Sie besitzen, sich zu behaupten und trotzdem unermüdlich Gesundes anzubieten. Gesundheitsargumente ziehen bei Kindern überhaupt nicht – schon gar nicht bei kleinen Kindern. Es zählt nur eines: Ruhe, Ausdauer und Selbstverständlichkeit, mit der Sie Basenreiches täglich auf den Tisch bringen.

Tipps zur Umstellung

Säfte anbieten: Fangen Sie »klein« an. Bieten Sie zunächst frisch gepresste Säfte zum Frühstück an – das ist schon mal ein guter Start in den Tag. Säfte werden immer gerne getrunken. Mogeln Sie ein wenig Karotte, Pastinake, Kohlrabi hinein – nur so viel, dass sie geschmacklich nicht zu dominant werden.

Obst anbieten: Halten Sie immer knackiges Obst auf Vorrat und bieten Sie es zum Frühstück oder – für Salatmuffel – vor dem Mittagessen an.

Basische Köder auslegen: Verstecken Sie ungesunde Süßigkeiten sehr gut, wenn Sie überhaupt welche auf Vorrat halten wollen, und platzieren Sie eine gut sichtbare Schale im Raum, in der sich Nüsse, Rosinen, getrocknete Ananas, Datteln und Ähnliches befinden.

Salat: Bieten Sie zu jedem Mittagessen einen kleinen, langsam größer werdenden Salat an – mit Nüssen, Samen, auch mal mit Apfel oder Orangen drin oder mit Schafskäse oder Schinken.

Mindestens 1 Gemüse: Bieten Sie zu jedem Mittagessen auch mindestens eine Gemüsesorte an. Kartoffeln essen fast alle Kinder gerne. Probieren Sie die Gemüserezepte aus diesem und unseren anderen Büchern aus – sicher finden sich darunter auch die Lieblingsgemüsesorten Ihrer Kinder.

Weniger Fleisch: Lassen Sie die Fleischportionen allmählich schrumpfen und die Gemüseportionen größer werden. Je größer die Salatportion vor dem Essen wird, umso weniger Platz ist anschließend für das Fleisch. Zugegeben, das kann anfangs zu Rebellionen führen, da aber der Mensch ein Gewohnheitstier ist, legt sich der Protest erfahrungsgemäß nach einiger Zeit. Wichtig ist, dass Sie die Nerven behalten!

Zusammen kochen: Wenn Sie kleinere Kinder haben, sollten Sie mit den Kindern zusammen das Gemüsekochen lustig gestalten. Das klappt am besten, indem die Kinder beim Saftpressen und beim Herstellen von Gemüsespaghetti mitmachen dürfen. Kinder haben ihren Spaß dabei, wenn meterlange Karottenspaghetti aus der Gemüsespaghettimaschine kommen und essen sie auch gerne.

Nur Mut: Lassen Sie sich also nicht entmutigen, wenn Ihre Kinder Gemüse erst einmal ablehnen, probieren Sie immer wieder neue Gemüsegerichte aus, bis Sie Erfolg damit haben. Und das Schöne daran: Dabei lernen Sie auch jede Menge Gemüsesorten und Zubereitungen kennen, die Ihre Küche basisch bereichern und lecker schmecken.

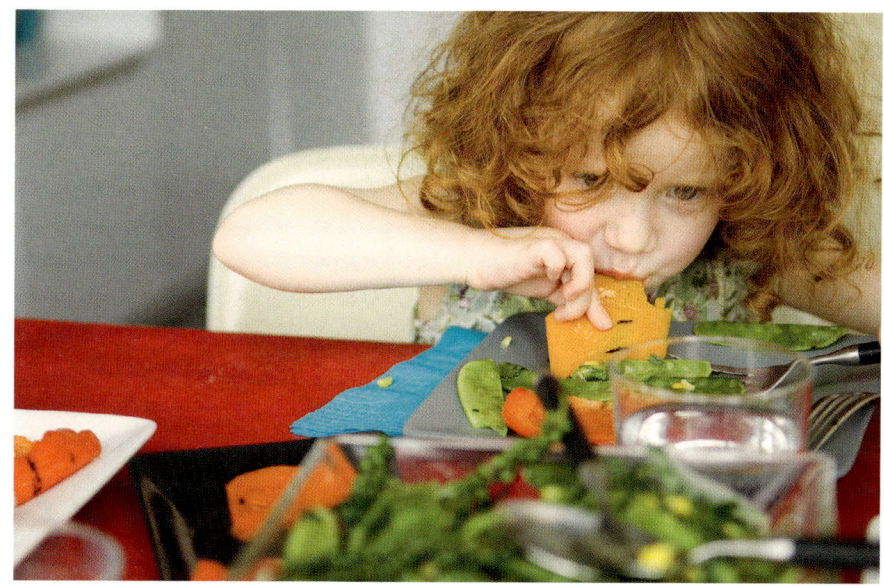

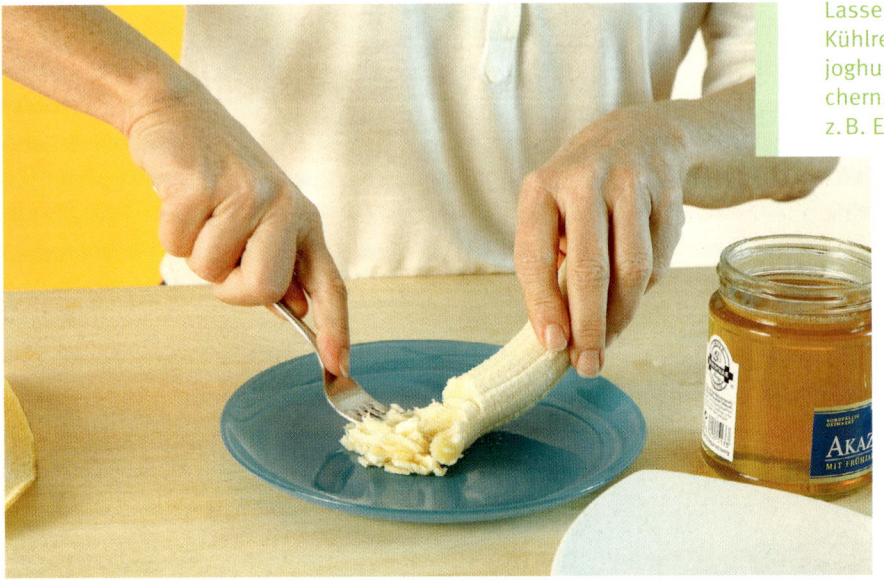

Lassen Sie fortan Industrie-Fruchtjoghurts im Kühlregal, eine bessere Alternative ist ein Naturjoghurt, den Sie mit Banane und Honig anreichern. Auch lecker: pürierte frische Früchte, z. B. Erdbeeren oder Himbeeren.

daher kreativ und setzen Sie Ihren Kindern nicht jedes Fertigprodukt vor.

So kommt Basenreiches gut bei Ihren Jüngsten an:

▌ Gesundheitsargumente ziehen bei Kindern nicht.

▌ Frisch gepresste Säfte mag jedes Kind.

▌ Mogeln Sie ungeliebtes Gemüse in die Säfte.

▌ Geben Sie immer ein Stück Obst zum Essen.

▌ Legen Sie basische »Köder« aus.

▌ Ihr Kind mag keinen Salat? Bieten Sie mal einen süßen Salat an.

▌ Ihr Kind liebt Suppen mehr, als Sie denken.

▌ Pürieren Sie ungeliebtes Gemüse einfach.

▌ Stellen Sie lustige Gemüsespaghetti mit den Kindern selbst her.

▌ Präsentieren Sie Gemüse und Salat attraktiv.

▌ Und bieten Sie es immer wieder an.

▌ Servieren Sie immer wieder ein neues Gemüse.

Kinder brauchen Süßes – aber nicht unbedingt Schokolade

Kinder brauchen Süßes, so wird oft argumentiert und dann mit Zuckerbomben aufgefahren, die jede Bauchspeicheldrüse in den Schock treiben. Klar mögen Kinder den Geschmack Süß, aber was spricht denn dagegen, ihnen mit Studentenfutter, Vollkornschokoriegeln oder Sesam-Honig-Gebäck gesunde Süßigkeiten anzubieten? Auch ein Naturjoghurt, der mit einer zerquetschten Banane und etwas Honig gesüßt ist, schmeckt lecker und ist eine gute Alternative zu den übersüßten Fertigjoghurts. Sind Sie

Früchteplätzchen – rein basisch

Zutaten für 2 Personen:
75 g Chufas Nüssli (Erdmandelflocken), 25 g geschroteter Leinsamen, 250 ml Wasser, 50 g gemahlene Mandeln, 25 g gehobelte Mandeln, 1 EL Sonnenblumenöl, 30 g Rosinen, 30 g Trockenpflaumen, 30 g Trockenaprikosen, 30 g Trockenfeigen
Zubereitung: Die Erdmandelflocken und den geschroteten Leinsamen in dem Quellwasser einweichen und mindestens 60 Minuten quellen lassen. Alle übrigen Zutaten dazugeben. Dabei die getrockneten Pflaumen und die getrockneten Aprikosen ganz klein schneiden. Alle Zutaten miteinander verrühren. Ein Backblech mit Backpapier bedecken und aus dem Teig Häufchen formen. Auf die mittlere Schiene in den Backofen schieben. Mit Umluft bei ca. 160 Grad oder mit Ober- und Unterhitze bei ca. 190 Grad trocknen lassen. Die Trockenzeit beträgt etwa 15 bis 20 Minuten.

Basisches am Arbeitsplatz

Wenn Sie berufstätig sind, müssen Sie auf eine gesunde Ernährung nicht verzichten. Nehmen Sie sich Ihren Salat oder Ihr basisches Müsli mit an die Arbeit und achten Sie vor allem darauf, immer einen Vorrat an basischen Naschereien griffbereit zu haben – für den kleinen Hunger. Für die Lust auf Deftiges sind Oliven oder einfach ein in heißem Wasser aufgelöster Gemüsebrühwürfel sehr hilfreich.

Gesunde Snacks im Büro

Wie sieht es nun aus mit einem süßen Teilchen am Nachmittag? Mit einem kleinen Schokoriegel oder einem Stückchen Kuchen? Auch hier gilt: Es kommt auf die Menge an. Jeden Tag ein Stück Kuchen, dazu ein Kaffee, davor ein Putenbrustbrötchen – das ist zu viel. Einmal die Woche – Samstag oder Sonntag – ein süßes Teilchen ist völlig in Ordnung. Wenn Ihre Kollegin Geburtstag feiert und jedem was »Saures« mitbringt – feiern Sie einfach mit. Abends gibt es dafür nur eine Gemüsebrühe oder drei bis vier Pellkartoffeln mit Butter – und schon ist die Sünde ausgebügelt. Denken Sie nie: Ach, jetzt habe ich heute Mittag schon gesündigt, jetzt kommt es darauf auch nicht mehr an – das sind für die Gesundheit und für die Figur gefährliche Gedankengänge. Und: Bevor Ihre Lust auf Süßes gleich mit Schokolade gestillt wird, sollten Sie mal gesunde Snacks probieren: Cashews, Mandeln, Pistazien, Rosinen, getrocknete schockgefrostete Ananas, getrocknete Papayas, getrocknete Apfelringe, Datteln oder Softfeigen. Lecker, basenreich und gesund.

Basenreiche Snacks

Für vormittags:
▪ Obst der Saison oder Trockenobst
▪ Nüsse
▪ Studentenfutter
▪ etwas Rohkost
▪ Joghurt mit Erdmandelflocken oder Mandelmus
▪ Gemüsesaft

Für nachmittags:
▪ Nüsse, Oliven, Studentenfutter, eine Tasse Gemüsebrühe, Joghurt mit Erdmandelflocken oder Mandelmus

Müssen Sie heute im Büro bleiben, und der Magen knurrt? Halten Sie sich immer einige Gemüsebrühwürfel auf Vorrat, lösen Sie einen halben in heißem Wasser auf – das rettet über den ersten Heißhunger hinweg.

Basenreich im Restaurant

Die Möglichkeiten von Restaurants, Säurebildner in das Essen zu schmuggeln, sind nahezu unerschöpflich: Da bestellt man grüne Bohnen und sie werden im Speckmantel serviert. Bio-Restaurants legen meist Wert auf große Gemüseportionen. Sie bekommen dort oft auch feine Getreidegerichte mit Hirse, Mais, Dinkel oder Grünkern. Essen Sie davor einen knackigen Salat, und schon sind Sie auf der basenreichen Seite. Doch auch in „normalen" Restaurants können Sie Säuren ausgleichen. Achten Sie einfach darauf, einen großen Salat- und Gemüseanteil mitzubestellen. Wenn Sie sich mal wieder eine Pizza gönnen möchten, dann wählen Sie doch eine mit gegrilltem Gemüse oder frischen Tomaten anstatt mit Meeresfrüchten oder Schinken. Und vorher gibt's einen gemischten Salat (ohne Thunfisch) anstatt eines Vitello tonnato. Sie sehen: Wenn Sie ein bisschen Maß halten im Restaurant, können Sie durchaus regelmäßig essen gehen, ohne dabei total aus der Balance zu geraten. In einem guten Restaurant wird man immer bemüht sein, Ihre Wünsche zu erfüllen. Und wenn Sie vom Kellner eine brummelige Antwort erhalten: »Es gibt nur, was auf der Karte steht!«, dann vergessen Sie das Lokal – und gehen Sie dorthin, wo man Ihren Wünschen gerne nachkommt.

Richtig brunchen

Sie sind mal wieder zum Brunch eingeladen und denken sich: »Oh mein Gott, alles Säurebildner und die Pfunde, die ich bei meiner letzten Basenfasten-woche losgeworden bin, stehen schon wieder in den Startlöchern ...« Dabei ist ein Brunch eigentlich optimal. Sie können sich frei bedienen und müssen nicht alles auf den Teller laden, was angeboten wird. Und: Ihre Mitbruncher sind meist so mit essen beschäftigt, dass sie gar nicht merken, wenn Sie die ein oder andere Säurebombe links liegen lassen. So brunchen Sie basischer:

Hier können Sie bedenkenlos zugreifen:
- Obst – als Vorspeise
- Blattsalate
- Salate aus Gemüse, roh oder gekocht
- Sprossen, Kräuter, Nüsse für den Salat
- Antipasti aus Gemüse
- Oliven
- Rohkost mit oder ohne Dip
- gekochtes Gemüse – wenn es frisch zubereitet ist
- Kartoffeln

Und die Säurebildner? Picken Sie sich gezielt einige wenige, zu verlockend aussehende Säure-bildner als „Amuse bouche" heraus und genießen Sie diese mit gutem Gewissen, denn Sie es-sen ja eine Menge Basenbildner dazu.

Basenreich in jeder Lebenssituation

Oft werde ich von Schwangeren und Stillenden gefragt, ob für sie denn Ba-senfasten geeignet ist. Doch während der Schwangerschaft und während der Stillzeit sollte man keinesfalls entgiften, denn es sollen keine zu-sätzlichen belastenden Stoffe in Um-lauf gebracht werden. Eine überwie-gend basische und abwechslungsrei-che Kost, die einige Säurebildner enthält, ist dagegen bestens für diese besonderen Lebenssituationen geeig-net. Sie enthält sowohl die vitalstoff-haltigen Basenbildner als auch die guten Säurebildner wie Nüsse, Ge-treide, Hülsenfrüchte. Auch Fleisch und Fisch sowie einige Milchprodukte sind in kleinen Mengen vertretbar, müssen aber nicht unbedingt sein. Wenn Sie Vegetarierin sind und sich basenreich ernähren wollen, ist es be-sonders wichtig, dass Sie sich sehr abwechslungsreich aus dem gesam-ten Obst-, Gemüse-, Getreide-, Nüsse- und Hülsenfrüchteprogramm bedie-nen und täglich frische Keimlinge verzehren, um wirklich alle Vitalstof-fe abzubekommen.

Angst vor Vitamin-B_{12}-Mangel, wenn Sie kein Fleisch essen? Müssen Sie nicht haben. Einige Sprossenarten wie Kichererbsensprossen, Linsenspros-sen (z. B. grüne Linsen, Champagner-linsen, De Puy), Mungobohnenspros-sen und Alfalfa (Luzerne) enthalten eine beträchtliche Menge Vitamin B_{12}.

Diese Sprossen können Sie spielend leicht selbst ziehen (S. 92 f.). Übrigens können Sie auch Ihren Folsäurebedarf durch basische Lebensmittel decken, denn, wie der Name schon sagt (Foli-um = Blatt), findet man Folsäure vor allem in Blättern, das heißt in Blatt-gemüse wie Mangold, Spinat, in allen Kohlarten, in Brokkoli, Sellerie, Rote Bete, Lauch, in Erbsen, grünen Bohnen und Kirschen. Die Hitliste führt Grün-kohl an: In 100 g Grünkohl befinden sich 94 % der empfohlenen Tagesmen-ge an Folsäure.

Obst macht Kinderknochen stark

Auch Kinder und Jugendliche sollten täglich eine große Portion Basen zu sich nehmen. Am besten geht das in der Regel über Obst – an Salate und Gemüse müssen viele junge Men-schen erst langsam herangeführt werden (S. 66 ff.). Wie wichtig basen-reiche Ernährung bereits in diesem Lebensalter ist, zeigen Studien. So hat eine Studie ergeben, dass die Kno-chendichte 12-jähriger Mädchen, die viel Obst verzehrt haben, deutlich hö-her war als die Knochendichte einer Vergleichsgruppe, die kaum Obst ge-gessen hat. Eine niedrige Knochen-dichte gilt als Vorbote für eine begin-nende Osteoporose. Es wurde inzwi-schen vielfach belegt, dass eine basenreiche Kost in Verbindung mit körperlicher Bewegung die Knochen stärkt. Cola, Limos, Burger, Chips und Süßigkeiten dagegen machen die Knochen weich und schwächen den Stoffwechsel. Kindheit und Jugend haben den Vorteil, dass der Stoffwechsel sehr agil ist, weshalb der Säureanteil in der Nahrung durchaus etwas höher sein darf. Wenn daher Jugendliche, vor allem Jungen, mehrmals die Woche nach Fleisch verlangen und dabei auch sportlich aktiv sind, ist dagegen nichts zu sagen. Lieber mittags ein Stück Fleisch auf den Tisch als nachmittags Chips und Limo.

Basisches macht Jugendliche schöner und gesünder

Mehr Obst und Gemüse macht nicht nur die Knochen stark, es hilft auch gegen die in der Jugend so weit verbreiteten Probleme wie unreine Haut und Regelschmerzen. Nebenbei bleibt die schlanke Linie erhalten und das Bikini-Outfit erstrahlt wieder ohne hässliche Cellulite. Wenn das kein Argument ist – wenigstens für die Töchter! Aber auch Jungs werden, spätestens wenn sie verliebt sind, eitel, und wollen ihre Pickel loswerden. Spätestens dann können Sie mit frisch gepressten Säften, Salaten und knackigen Gemüsegerichten aufwarten.

Basenreich und unbeschwert durch die Wechseljahre

Bereits ab Mitte vierzig beginnt für viele Frauen ein Umbauprozess im Körper, bei dem die Produktion weiblicher Hormone langsam zurückgeht – die Wechseljahre. Eine der vielen unangenehmen Begleiterscheinungen dieser Umbauprozesse ist das Langsamerwerden des Stoffwechsels: Er verbrennt nicht mehr so schnell, und das Körpergewicht steigt bei gleichbleibender Ernährungsweise an. Da hilft nur eines: basenreicher essen und eine neue Sportleidenschaft entwickeln. Durch eine basenreiche Ernährungsweise lassen sich übrigens auch andere Begleiterscheinungen der Wechseljahre wie Schlafstörungen, Stimmungsschwankungen und Blutdruckerhöhung positiv beeinflussen.

Ältere Nieren schaffen nicht mehr so viel Säure

Die Leistungsfähigkeit der Nieren – und auch des gesamten Stoffwechsels – lässt mit zunehmendem Alter nach. Wenn dauerhaft zu viele Säuren verzehrt werden, leiden darunter besonders die Nieren. Denn sie haben unter anderem die Aufgabe, Säuren auszuscheiden und dabei die wertvollen Basen wieder an den Körper zurückzugeben (der sogenannte Basensparmechanismus). Doch auch diese Funktion wird im Alter schwächer und so verkraften ältere Menschen die heute üblichen Fressgelage mit viel Fleisch, Sauce, Käse, Nudeln und Alkohol längst nicht so gut. Die Ernährung eines älteren Menschen sollte an seine schwächer werdende Stoffwechselleistung und nachlassende Nierenfunktion angepasst werden. Im Klartext: Ein Mensch von 70 Jahren, der sich nicht mehr sportlich betätigt, benötigt nicht jeden Tag Fleisch und Wurst oder Nudeln, Käse und Kuchen. Leider sieht man genau dieses Essen auf den Tabletts der Krankenhäuser und Seniorenwohnheime. Sicher gibt es auch ältere Menschen, die körperlich noch sehr agil sind – doch auch ihr Stoffwechsel verkraftet keine Säureüberschüsse mehr in der Nahrung. Was ist ideal? Kleinere Portionen, mehr Gekochtes als Rohes und viel Gemüse, auch mal als Süppchen.

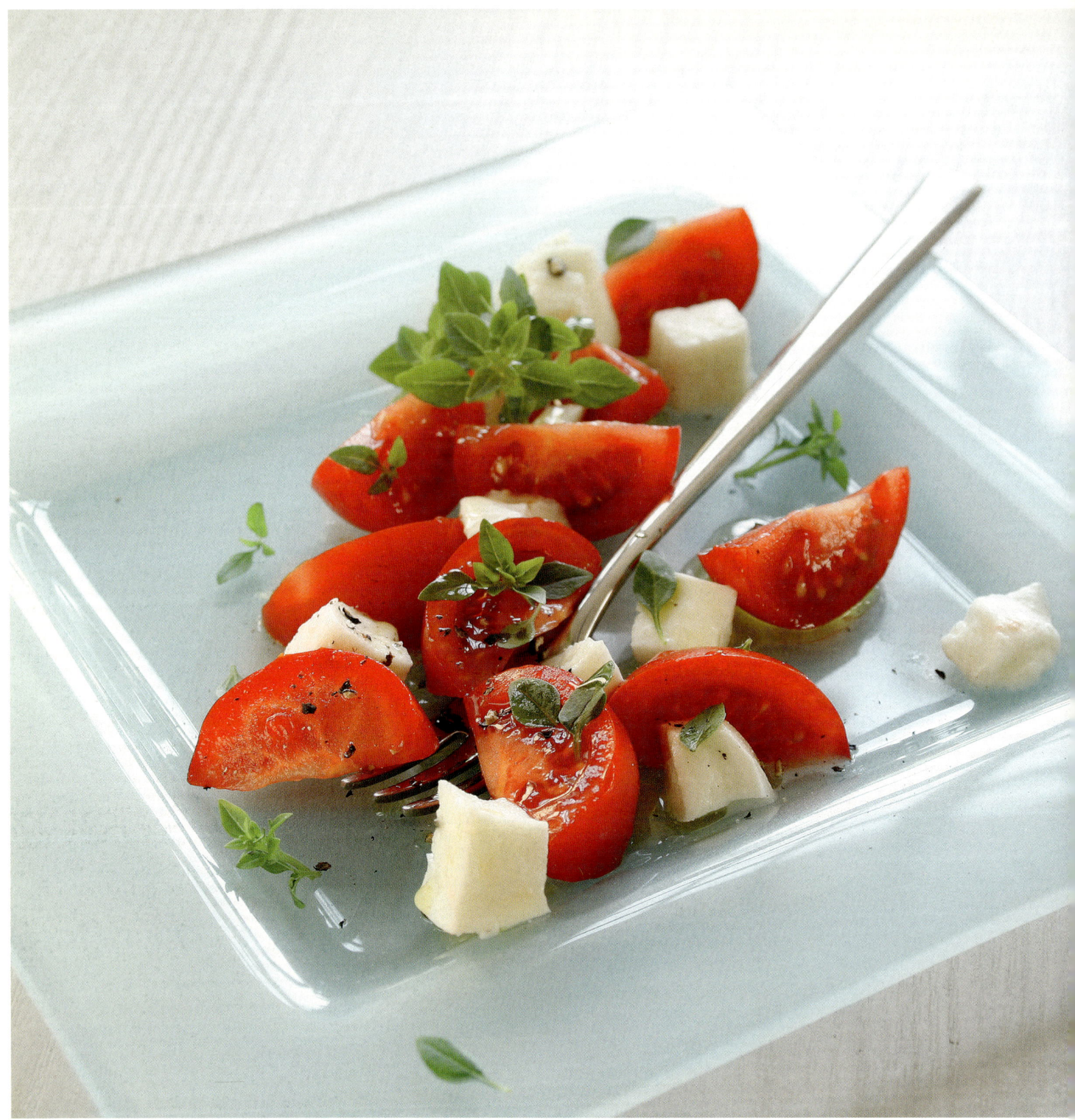

MIT DIESEN REZEPTEN PUNKTEN SIE BASISCH

Waren Sie schon immer auf der Suche nach basischen oder basenreichen Rezepten für jeden Tag? Hier finden Sie eine große Auswahl, und damit Sie nicht durcheinanderkommen, sind die basischen mit dem Zusatz »rein basisch« gekennzeichnet. Alle Rezepte eignen sich von der Menge für zwei Personen. Achten Sie bitte immer darauf, möglichst nur die Nahrungsmittel zu verwenden, die gerade Saison haben und reif sind. Wenn Sie es nun noch schaffen, säurebildende Getränke wie Kaffee, Limonaden und Alkohol auf ein Minimum zu beschränken und sich regelmäßig zu bewegen, dann steht Ihrem Wohlbefinden nichts mehr im Wege.

Die richtige Ausstattung für die basenreiche Küche

Nachdem Sie nun wissen, welche Lebensmittel Sie für ein basenreicheres Leben immer zu Hause haben sollten, kommt die Küche dran. Stöbern Sie mal in allen Schränken. Haben Sie alles im Haus, was Ihnen die Gemüsezubereitung erleichtert? Vielleicht entdecken Sie noch irgendwo ein altes Küchengerät, das Sie noch nie verwendet haben oder einen Milchaufschäumer, den Sie nie brauchen. Wenn Sie bislang keine ausgesprochene Gemüseküche gehabt haben, dann ist die Anschaffung des einen oder anderen Küchenutensils vielleicht sinnvoll. Wenn Sie so wenig wie möglich für Ihre Küchenausstattung ausgeben wollen, dann rate ich, wenigstens einen Gemüsedämpfer (S. 112) oder ein Einhängesieb zum Gemüsedämpfen anzuschaffen. Diese Anschaffung ist eigentlich ein Muss für die vitalstoffreiche Küche.

Apfelschneider

Einen Apfelschneider finden Sie in allen Haushaltswarenabteilungen von Kaufhäusern, oft sogar in Supermärkten. Diese kleine und einfach zu handhabende Küchenhilfe teilt Äpfel blitzschnell in kleine Schnitze und entfernt dabei das Kerngehäuse. Die Schnitze können Sie direkt essen, ins Müsli oder in den Entsafter geben. Der Apfelschneider ist leicht zu säubern und kostet nur wenige Euro.

Gemüsereibe

Eine Gemüsereibe befindet sich eigentlich in jedem Haushalt. Egal, ob Sie eine einfache mechanische haben oder ob sie Bestandteil Ihrer Küchenmaschine ist – Gemüsereiben sind sinnvoll. Sie können damit Gemüse zu allem möglichen verarbeiten: Scheiben, Stifte, Raspel. Wenn Sie gerne mal ein Gemüsecarpaccio herstellen wollen, dann empfehle ich allerdings einen Trüffelhobel, der hauchdünne Scheiben entstehen lässt.

Gemüsespaghettimaschine

Unter dem Namen Spirali können Sie eine Gemüsespaghettimaschine erwerben, mit der sie Kohlrabi, Kartoffeln, Karotten oder auch Zucchini blitzschnell zu dünnen Spiralis verarbeiten können. So entstehen sehr lange, dünne Fäden, die das Aroma des Gemüses besonders gut zur Geltung bringen. Gerade wenn Sie Kinder haben, lohnt sich die Anschaffung, denn so schlagen selbst kleine Gemüsemuffel gern richtig zu.

Ingwerreibe

Eine Ingwerreibe ist eher ein Luxusartikel – Sie müssen keine besitzen. Ingwerreiben sind in der Regel aus Porzellan oder aus Glas. Sie sind nicht so scharf wie Reiben aus Metall. Man kann damit Ingwer so fein zerreiben, dass sich das Ingweraroma schneller in der Speise entfaltet und verhindert damit, später auf größere, scharfe Ingwerstückchen beißen zu müssen. Sie können Ihr Ingwerstück für die Suppe oder für ein Gemüsegericht auch ganz klein schneiden – mit ähnlichem Effekt. Das funktioniert aber auch mit einer Apfelreibe, die ich bei meinen Söhnen früher verwendet habe, um Äpfel, gekochten Kohlrabi oder gekochte Karotten für ihre Breie zu zerkleinern.

Milchaufschäumer

Vielleicht haben Sie sich auch einen Milchaufschäumer zugelegt oder geschenkt bekommen, als vor einigen Jahren das Cappuccinofieber ausbrach und jeder Haushalt plötzlich eine Espresso-

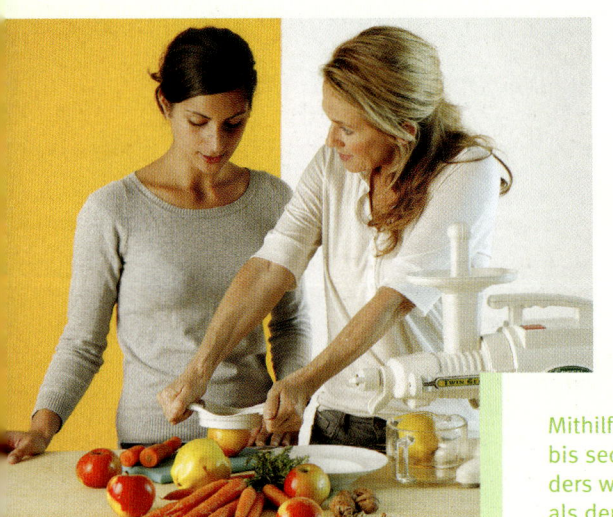

Mithilfe eines Apfelschneiders können Sie fünf bis sechs Äpfel in 1 Minute zerkleinern. Besonders wenn Sie Kinder haben (die lieber Schnitze als den ganzen Apfel essen) oder selbst entsaften, erleichtert er Ihnen die Arbeit.

maschine oder wenigstens einen Milchaufschäumer besitzen musste. Bei mir jedenfalls lag er seit Jahren in der Schublade, bis ich entdeckte, dass er sich wunderbar zur Herstellung von Dressings, aber auch von anderen Saucen eignet. Die Saucenbestandteile vermengen sich mithilfe dieses Gerätes viel besser, als wenn Sie das von Hand versuchen, und es entsteht dabei ein kleiner Schaum, der Saucen so gourmetartig aussehen lässt. Mit dem Milchaufschäumer gelingt dies binnen weniger Sekunden.

Mixer

Die meisten Küchenmaschinen verfügen über einen Mixeraufsatz. Er ist zum Herstellen von Fruchtshakes unentbehrlich und darüber hinaus eine gute Alternative, wenn Sie keinen Entsafter haben. Ein Mixer kann nur relativ weiche Früchte wie Bananen, Kiwi, Mango, Ananas, alle Beerenarten, Pflaumen, Kirschen und Pfirsiche zerkleinern, aber das ist ja schon eine ganze Menge. Sie können mit einem Mixer auch Suppen pürieren, wenn Sie keinen Pürierstab haben.

Pürierstab

Dieses nützliche Küchengerät möchte ich nicht mehr missen, denn wir sind leidenschaftliche Suppenesser – auch unsere Söhne lieben sie. Und mit dem Pürierstab (Zauberstab) lässt sich jede Gemüsesuppe fix in eine Gemüsecremesuppe verwandeln. Wussten Sie, dass sich die Bezeichnung »Gemüsecremesuppe« nicht auf den Sahnegehalt der Suppe bezieht, sondern eine Suppe bezeichnet, die püriert ist? Das heißt, laut Brockhaus ist eine Gemüsecremesuppe, eine reine pürierte Gemüsesuppe ohne weitere Zutaten, eine rein basische also.

Mit den extralangen Spirali aus Karotten, Kartoffeln oder Rote Bete lässt sich Gemüse einmal ganz anders zubereiten. Einfach das Gemüse einklemmen, loskurbeln, und vorne kommen meterlange Spaghetti raus.

Im Rezeptteil dieses Buches und in unseren Basenfastenbüchern finden Sie jede Menge Ideen für Gemüsecremesuppen (S. 110). Sollten Sie daher keinen Pürierstab besitzen – diese Anschaffung lohnt sich.

Scharfe, glatte Messer

Schonende Zubereitung von Gemüse fängt beim Schneiden an. Mit scharfen und glatten Messern erhalten Sie die meisten Vitalstoffe, denn es werden dadurch nur wenig Pflanzenzellen, die die wertvollen Nährstoffe enthalten, verletzt. Messer aus Keramik schneiden am allerbesten und verhindern, dass Gemüse mit Metallionen der sonst üblichen Messer in Verbindung kommen. Lediglich wenn Sie Kinder im Haushalt haben, sollten Sie vorsichtig sein, denn sie zerbrechen, wenn sie auf den Boden fallen. Ich hüte mein Keramikmesser immer wie meinen Augapfel, wasche es immer gleich wieder von Hand ab und lasse es in einer Schublade verschwinden. Egal, welche Messer Sie haben – schleifen Sie sie regelmäßig, damit sie scharf bleiben. Keramikmesser gibt es bei Keimling (www.keimling.de).

Trüffelhobel

Ein Trüffelhobel ist wie Trüffel ein Luxusartikel. Sie müssen ihn nicht anschaffen. Er ist dann sinnvoll, wenn Sie gerne Gemüsecarpaccios essen. Denn mit ihm lassen sich Pilze, Kohlrabi, Rettich, Navets-Rübchen, Karotten, Radieschen und Rote Bete im Nu in hauchdün-

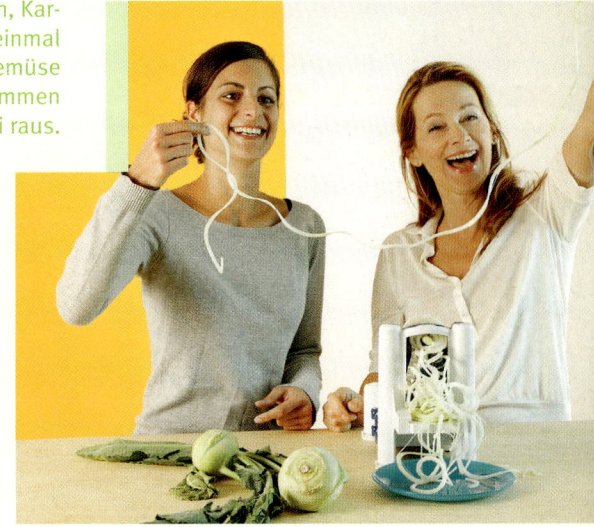

ne Scheiben schneiden. Sie werden sehen, dass dies das Aroma der Gemüse verfeinert. Sie können mit dem Trüffelhobel, der aus Edelstahl ist, die gewünschte Dicke der zu schneidenden Scheiben einstellen – von hauchdünn bis so grob wie bei einer herkömmlichen Gemüsereibe. Alternativ können Sie ein Carpaccio immer auch mit einer Gemüsereibe herstellen – wenn Sie nicht so viel Wert auf extrafeines Gemüsearoma legen.

Zitruspresse

Für das basische Salatdressing und für das basische Müsli benötigen Sie Zitronen-, Mandarinen- oder Orangensaft – mit einer einfachen Zitruspresse ausgepresst. Aber welcher Haushalt hat die nicht? Es gibt auch schicke elektrische Zitruspressen – aber das muss gar nicht sein. Ich habe eine einfache aus Glas und eine aus Edelstahl. Sie sind leicht zu handhaben und blitzschnell wieder sauber.

Frühstücksideen

Die beste Tageszeit, um die tägliche Obstmahlzeit zu verzehren, ist der Vormittag, da Obst auf nüchternen Magen nur selten zu Blähungen führt. Es ist daher ideal, wenn Sie den Tag mit frischem Obst, einem frisch gepressten Obst- und Gemüsesaft oder mit einem basischen Müsli beginnen. Auch für Ihr Gewissen ist es von Vorteil: So haben Sie die erste basische Ration schon gegessen und starten mit einem Basenüberschuss in den Tag.

Selbst entsaften

Wenn Sie sich entschließen, einen Entsafter zu kaufen, sparen Sie lieber ein wenig und schaffen Sie sich einen an, der schonend entsaftet, wie dies beispielsweise der Champion und der Green Star tun. So arbeitet der Green Star beispielsweise mit zwei ineinandergreifenden Presswalzen mit niedriger Geschwindigkeit (110 Umdrehungen pro Minute), so dass kaum Wärme entsteht. Mit ihm lassen sich auch Nüsse und Kräuter, auch Weizen-, Dinkel- und Gerstengras entsaften. Der Champion wiederum arbeitet mit 1400 Umdrehungen pro Minute und einem Zylinder, der mit Edelstahlklingen besetzt ist. Billige Entsafter funktionieren mit Zentrifugenkraft, einer Art Schleudern, bei dem mit bis zu 13 000 Umdrehungen pro Minute gearbeitet wird. Je weniger Umdrehungen der Entsafter benötigt, umso intensiver und besser schmeckt der Saft. Besonders wenn Sie Kinder haben, lohnt sich die Anschaffung eines Entsafters, denn frisch gepresste Säfte sind die beste Möglichkeit, Kindern spielend leicht Vitamine zukommen zu lassen. Auch sonst ungeliebte Gemüsesorten werden in einem Saft – mit Obst gemischt – toleriert.

Die Basis des basenreichen Frühstücks – der Apfel: Sie finden in vielen der Rezeptvorschläge für das Frühstück einen Apfel als Zutat. Wenn Sie das langweilig finden, kennen Sie bislang nur die drei bis vier Sorten, die Sie im Supermarkt oder auf dem Markt gekauft haben. Granny Smith, Golden Delicious, Jonagold und vielleicht auch Elstar – ein sehr leckerer Apfel. Kennen Sie auch Braeburn, Falstaff, Klarapfel, Topaz, Boskop, Florina, Rubinette und Idared? Man geht davon aus, dass es in Deutschland um die 2000 Apfelsorten gibt. Es lohnt sich daher, mal genauer hinzuschauen auf den Wochenmärkten – vor allem im Herbst. Tauchen Sie ein in die Apfelwelt und lassen Sie sich vom Geschmack überzeugen. Sie essen doch auch nicht immer dieselbe Käsesorte! Äpfel enthalten übrigens eine Menge Bioaktivstoffe wie Flavonoide, die entzündungshemmende und antioxidative Eigenschaften (S. 16) haben. Der Spruch: »One apple a day keeps the doctor away!« hat durchaus seine Berechtigung.

Kann ich auch auf Fertigsäfte zurückgreifen?

Das ist eine oft gestellte Frage. Die Antwort? Zur Not ja, aber wirklich nur zur Not. Der Unterschied liegt hier in erster Linie im Geschmack. Trinken Sie einen Karottensaft aus der Flasche, egal ob bio oder nicht bio – er schmeckt einfach fad. Trinken Sie einen frisch gepressten Karottensaft: Er schmeckt herrlich frisch. Und so ist es mit allen Säften. Wenn Sie in Ihrer Basennot dann doch mal auf ein Fertigprodukt zurückgreifen müssen, sollten Sie einen milchsauer vergorenen Gemüsesaft bevorzugen – gibt es in Reformhäusern und Bioläden. Sie haben den Vorteil, dass sie jede Menge darmfreundliche Milchsäurebakterien enthalten.

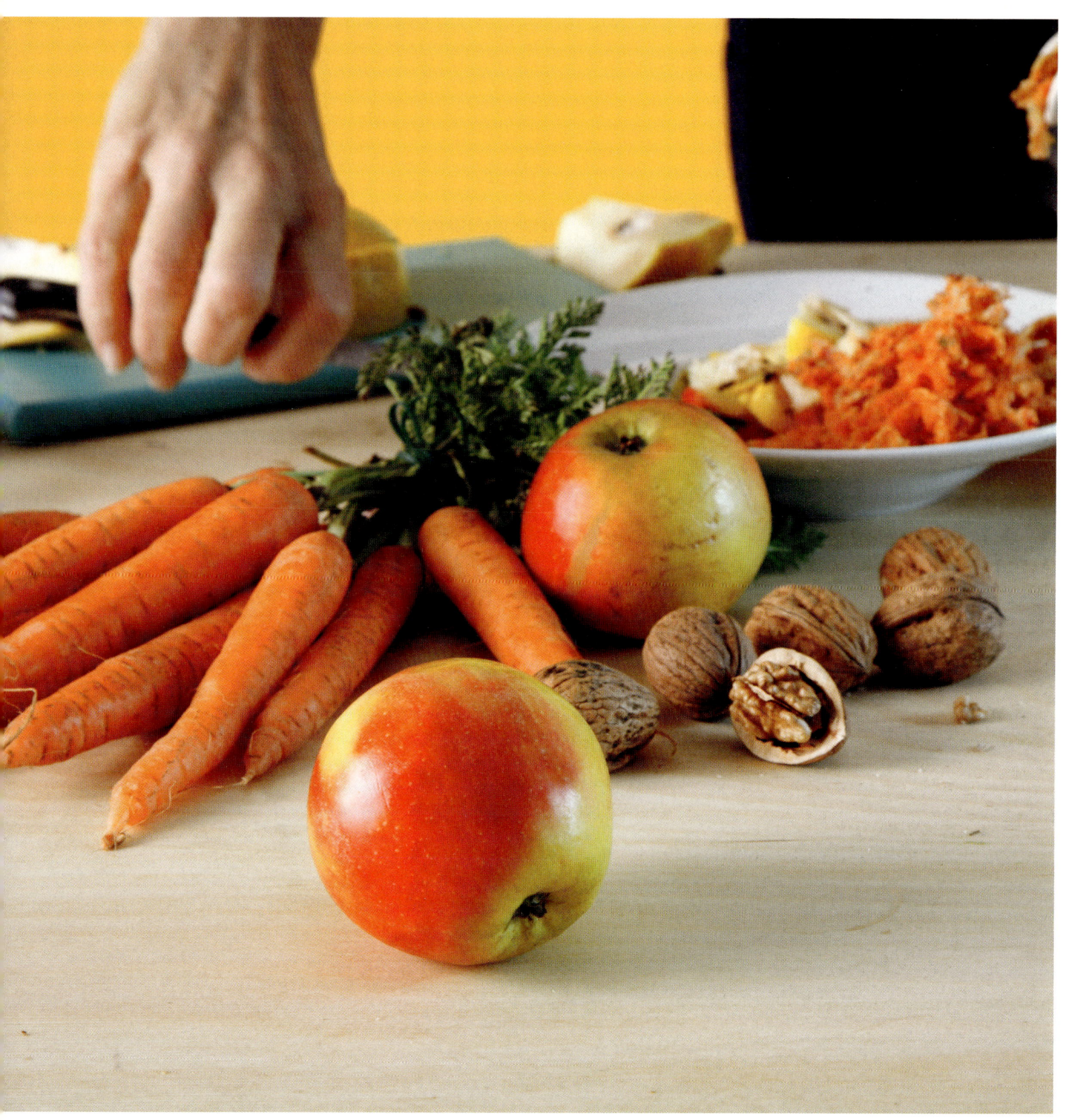

Ganzjähriges Grundrezept: rein basisch

Frisch gepresster Apfel-Karotten-Saft mit Erdmandeln

8 mittelgroße Äpfel
4 mittelgroße Karotten

2 EL Erdmandelflocken
1 TL Sonnenblumenöl

Tipp: Ein säuerlicher Apfel wie ein Apfel der Sorte Elstar oder Braeburn schmeckt dazu besonders gut.

▌ Äpfel waschen, das Kerngehäuse entfernen, die Äpfel in Schnitze schneiden und in den Entsafter geben. Die Karotten mit der Gemüsebürste unter fließendem Wasser reinigen und in den Entsafter geben. Erdmandelflocken und Sonnenblumenöl mit dem Saft vermischen.

Frühling

... mit Zitronenmelisse

8 Äpfel (Braeburn), 3 große Urkarotten, etwas Zitronenmelisse (vom Markt oder aus dem Garten), 1 EL gemahlene Mandeln, 1 TL Sonnenblumenöl

▌ Apfelstücke und Urkarotten – auch Betakarotten genannt – in den Entsafter geben. Mandeln und das Öl mit dem Saft vermischen. Mit der Zitronenmelisse dekorieren.

Sommer

... mit Johannisbeeren und Mandeln

2 süße Äpfel, 1 Karotte, 1 Schale schwarze Johannisbeeren, 1 EL Mandelmus oder 10 Mandelkerne

▌ Johannisbeeren waschen und abtropfen lassen. Abwechselnd Apfelstücke, Beeren und Karottenstücke in den Entsafter geben. Das Mandelmus unterrühren oder die Mandelkerne mit in den Entsafter geben.

Tipp: Dieser Saft enthält viel Vitamin C und ist ziemlich säuerlich – aber herrlich erfrischend.

Herbst

... mit Quitte und Walnüssen

4 mittelgroße Äpfel, 2 große Quitten, 4 mittelgroße Karotten, 1 Handvoll frische Walnüsse

▌ Die Quitten waschen und vorsichtig in Stücke schneiden, denn Quitten sind sehr hart. Die Walnüsse aufknacken. Die Nüsse, die Apfel-, Karotten- und Quittenstücke in den Entsafter geben.

Tipp: Wenn Sie keinen Entsafter (Green Star oder Champion) haben, der auch Nüsse auspressen kann, mischen Sie einfach gemahlene Mandeln unter den Saft.

Winter

... mit Roter Bete

1 große Rote Bete, 2 große Karotten, 4 große Äpfel, 1 EL gemahlene Mandeln, 1 EL Sonnenblumenöl

▌ Die Rote Bete unter fließendem Wasser mit der Gemüsebürste abbürsten und in mittelgroße Stücke schneiden. Apfelstücke abwechselnd mit den Gemüsestücken in den Entsafter geben. Die gemahlenen Mandeln und das Sonnenblumenöl untermischen.

Tipp: Wenn Sie Obst und Gemüse aus biologischem Anbau verwenden, müssen Sie es nicht schälen.

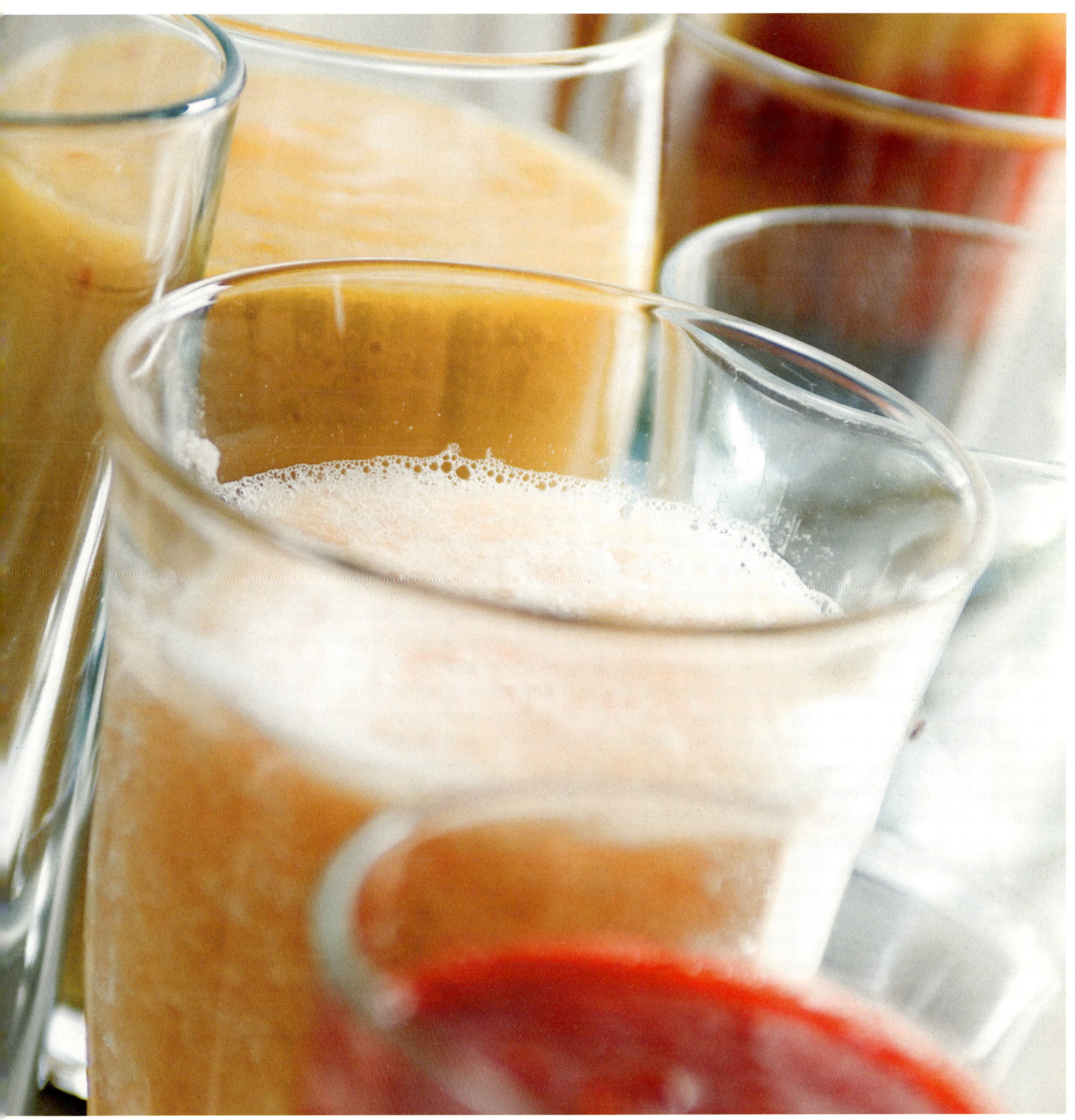

Ganzjähriges Grundrezept: rein basisch

Bananenshake mit Kiwi und Erdmandeln

2 reife Bananen
6 reife Kiwis

1 TL Erdmandelflocken

Tipp: Geben Sie den Saft einer halben Zitrone dazu – das macht den Shake noch fruchtiger. Auch einige Blättchen Zitronenmelisse bereichern das Aroma.

▌ Die Bananen schälen und in den Mixer geben. Die Kiwi schälen, halbieren und zu den Bananen in den Mixer geben. Die Erdmandelflocken hinzufügen und alles vermixen.

Frühling

... mit Erdbeeren und Minze (ab Ende April)

2 reife Bananen, 500 g Erdbeeren (bio), Saft 1 kleinen Zitrone, einige Blättchen frische Pfefferminze

▌ Die Erdbeeren waschen, putzen und in den Mixer geben. Die Minze waschen, mit den Bananen und den Erdbeeren im Mixer pürieren. Die Zitrone auspressen und mit dem Shake vermischen.

Sommer

... mit Pfirsich und Heidelbeeren

2 reife Bananen, 1 kleine Schale Heidelbeeren, 1 sehr reifer Pfirsich, Saft 1 kleinen Zitrone, 1 TL Erdmandelflocken

▌ Die Heidelbeeren waschen und abtropfen lassen. Den Pfirsich waschen, das Kerngehäuse entfernen und mit den Bananen und den Heidelbeeren mixen. Zitronensaft und Erdmandelflocken zum Shake geben und vermischen.

Herbst

... mit Birnen und Mandeln

2 reife Bananen, 3 reife Birnen, Saft 1 Mandarine, 1 TL gemahlene Mandeln

▌ Die Birnen waschen, Stil und Kerngehäuse entfernen und zu den Bananen in den Mixer geben. Den Mandarinensaft und die gemahlenen Mandeln zum Shake geben und vermischen.

Winter

... mit Minneolas und Walnüssen

2 Minneolas (Orangenmandarinen), 2 reife Bananen, 1 EL gehackte Walnüsse

▌ Die Minneolas auspressen. Die Bananen im Mixer pürieren. Den Saft der Minneolas und die gehackten Walnüsse untermischen.

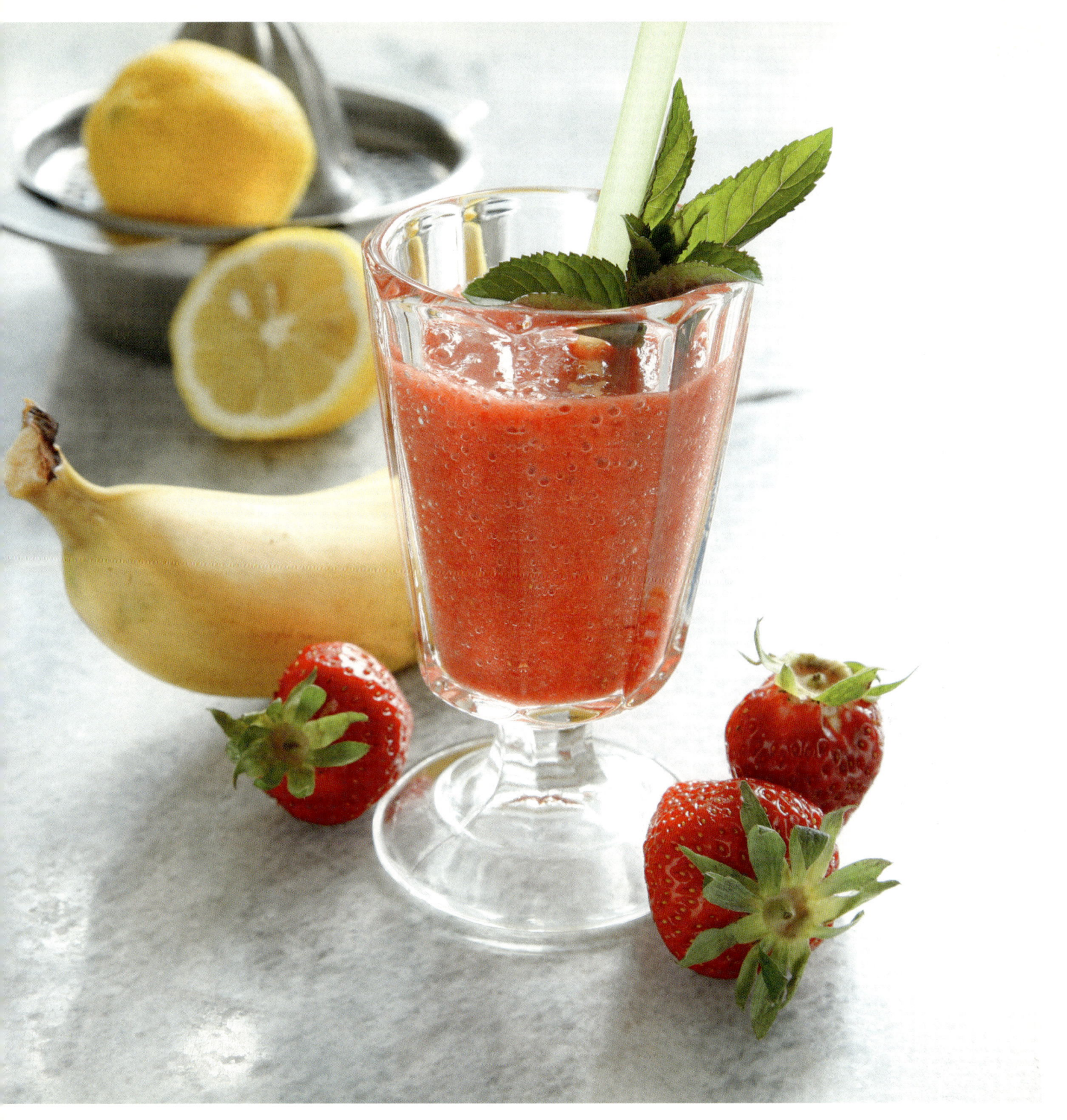

Ganzjähriges Grundrezept: rein basisch

Ananasshake mit Bananen und Erdmandeln

2   reife Bananen
1   reife Babyananas oder ½ reife Flugananas
1 TL   Erdmandelflocken

▋ Die Bananen schälen und in den Mixer geben. Das Fruchtfleisch der Ananas herauslösen, mit den Erdmandelflocken zu den Bananen in den Mixer geben und zerkleinern.

Tipp: Ananas ist immer ein Importartikel und daher für die tägliche Basenversorgung nicht das Lebensmittel der ersten Wahl. Greifen Sie immer dann zu einem Ananasstück, wenn Sie sonst nichts Frisches zur Hand haben – oder wenn Ihnen beim Anblick einer reifen Flugananas einfach das Wasser im Mund zusammenläuft.

Frühling

… mit Erdbeeren und Minze

1 kleine Schale Erdbeeren (bio), 1 reife Babyananas oder ½ reife Flugananas, 1 TL Erdmandelflocken, einige Blättchen frische Minze

▋ Die Erdbeeren waschen, abtropfen lassen und putzen. Das Fruchtfleisch der Ananas mit den Erdbeeren und den Erdmandelflocken zu den Bananen in den Mixer geben und mixen. Die Minzeblättchen darüber verteilen.

Sommer

… mit Melone und Himbeeren

1 Handvoll Himbeeren (die restlichen Himbeeren ergeben eine Zwischenmahlzeit), 1 kleine reife Charantais-Melone, 1 reife Babyananas oder ½ reife Flugananas

▋ Die Himbeeren waschen und abtropfen lassen. Die Melone halbieren, die Kerne herausschaben und das Fruchtfleisch schälen. Mit der Ananas im Mixer pürieren und mit Himbeeren dekoriert servieren.

Herbst

… mit Brombeeren und Walnüssen

1 Schale Brombeeren, 1 reife Babyananas oder ½ reife Flugananas, 1 TL gehackte Walnüsse

▋ Die Brombeeren waschen, abtropfen lassen und in den Mixer geben. Ananas und Walnüsse dazugeben und alles mixen.

Winter

Basenshake mit Ananas und Mango

2 sehr reife, weiche Mangos, 1 reife Babyananas oder ½ reife Flugananas, 1 TL gehackte Mandeln

▋ Die Mangos schälen, das Fruchtfleisch vom Kern entfernen und die Mangostücke in den Mixer geben. Ananas und Mandeln dazugeben und alles mixen.

Sommershakes – rein basisch mit Erdmandeln

Basenshake mit Pfirsichen und Himbeeren

1 kleine Schale Himbeeren, 2 weiche, reife Pfirsiche,
2 Bananen, 1 EL Erdmandelflocken

Die Himbeeren waschen, abtropfen lassen und in den Mixer geben. Den Pfirsich waschen, entkernen und klein schneiden. Die Bananen schälen, klein schneiden und dazugeben, mixen. Die Erdmandelflocken untermischen.

Basenshake mit roten Johannisbeeren

4 reife Apfelbananen, 250 g rote Johannisbeeren,
1 TL Erdmandelflocken

Die Bananen schälen und in den Mixer geben. Die Johannisbeeren waschen, abzupfen, dazugeben. Die Erdmandelflocken hinzufügen und alles vermixen.

Tipp: Wenn Sie im Juni oder Juli auf einem Wochenmarkt Jostabeeren finden – das ist eine Kreuzung aus schwarzer Johannisbeere und Stachelbeere – sollten Sie daraus eine Jostabeeren-Bananen-Smoothie probieren. Superlecker und nicht so sauer wie Johannisbeeren.

Basenshake mit Melone

1 mittelgroße reife Honigmelone, 1 kleine Schale Himbeeren, einige Zitronenmelisseblätter, 1 EL Erdmandelflocken

Die Melone schälen, die Kerne entfernen, Melone in grobe Stücke schneiden und in den Mixer geben. Die Himbeeren und die Zitronenmelisse waschen, abtropfen lassen und mit der Melone vermixen.

Basenshake mit Heidelbeeren und Pfirsichen

2 reife Pfirsiche, 1 Schale Heidelbeeren, 1 TL Erdmandelflocken

Die Pfirsiche waschen, halbieren, entkernen und in den Mixer geben. Die Heidelbeeren waschen und in den Mixer geben. Die Erdmandelflocken dazugeben und vermixen.

Basenshake mit Pfirsichen und Erdbeeren

3 sehr reife Pfirsiche, 250 g Erdbeeren, einige Zitronenmelisseblätter, 1 TL Erdmandelflocken

Die Pfirsiche entkernen und in den Mixer geben. Die Erdbeeren waschen, putzen und dazugeben. Die Erdmandelflocken hinzufügen und alles mixen. Zitronenmelisse waschen und über dem Fruchtmix verteilen.

Kleine Warenkunde: Apfelbanane

Apfelbananen sind kleine Bananen, die, wie der Name sagt, geschmacklich eine Mischung aus Banane und Apfel darstellen. Sie müssen unbedingt reif sein, damit ihr Aroma überhaupt zur Geltung kommt. Wenn die Schale erste braunschwarze Stellen aufweist, schmecken sie am besten. Sie sättigen durch ihren hohen Kohlenhydratanteil genauso gut wie herkömmliche Bananen und sind in gut sortierten Supermärkten, Gemüsegeschäften, Bioläden und auf Wochenmärkten zu finden.

Ganzjähriges Grundrezept: rein basisch

Basisches Müsli mit Bananen

2   Äpfel
2   reife Bananen
       einige gehackte Mandeln
2 EL   Erdmandelflocken
       Saft ½ Zitrone oder
       Mandarine

▌ Äpfel waschen, mit einem Apfelschneider in Stücke teilen und diese in dünne Scheiben schneiden. Die Bananen schälen und klein schneiden. Obst mit den Mandeln und Erdmandeln mischen und den Saft darübergeben.

Freche Früchtchen

Im Sommer verwenden Sie für das basische Müsli Beeren wie Stachelbeeren, Pfirsiche oder Aprikosen, im Herbst Zwetschgen, Mirabellen, Brombeeren, Birnen oder ungespritzte Trauben und Walnüsse, im Winter und Frühling Orangen und Mandarinen mit Bananen.

Frühling (ab Ende April)

... mit Bananen und Erdbeeren

1 kleine Schale Erdbeeren (bio), 1 reife Banane, 2 TL Mandelblättchen, Saft ½ Zitrone, einige Zitronenmelisseblättchen

▌ Erdbeeren waschen, putzen und vierteln. Mit den Bananenstückchen und den Mandelblättchen mischen und den Saft darübergeben. Die Zitronemelissenblättchen auf der Obstmischung verteilen.

Tipp: Lieber mal ohne Banane? Sie können anstatt der Banane auch eine Birne mehr verwenden.

Sommer

... mit Apfelbananen und Heidelbeeren

1 kleine Schale Heidelbeeren, 2 weiche, reife Pfirsiche, 1 Apfelbanane (wahlweise 1 kleine reife Banane), 1 EL Erdmandelflocken

▌ Die Heidelbeeren waschen und abtropfen lassen. Die Pfirsiche waschen, entkernen und klein schneiden. Heidelbeeren und Pfirsichstückchen zu den Apfelbananenstückchen geben. Die Erdmandelflocken darüberstreuen.

Herbst

... mit Brombeeren und Birne

1 kleine Schale reife Brombeeren, 2 reife Birnen, 6 frische Walnüsse, 2 EL Erdmandelflocken, Saft 1 kleinen Mandarine

▌ Die Beeren waschen, abtropfen lassen. Die Birnen waschen und, falls sie nicht aus biologischem Anbau sind, schälen. Birnen in Schnitze schneiden. Die Walnüsse klein brechen. Die Erdmandelflocken dazugeben und alle Zutaten mischen. Den Mandarinensaft darüber verteilen.

Winter

... mit Bananen, Mandelmus und Sultaninen

2 Äpfel, 2 kleine Bananen, 2 TL Mandelmus, 1 EL Erdmandelflocken, 1 EL Sultaninen, Saft 1 Mandarine, Zimt, Vanille

▌ Die Äpfel waschen und reiben. Die Banane schälen, in Scheiben schneiden und zu den Äpfeln geben. Mandelmus, Erdmandeln und Sultaninen unter die Äpfel mischen, den Saft dazugeben und mit etwas Zimt und Vanille abschmecken.

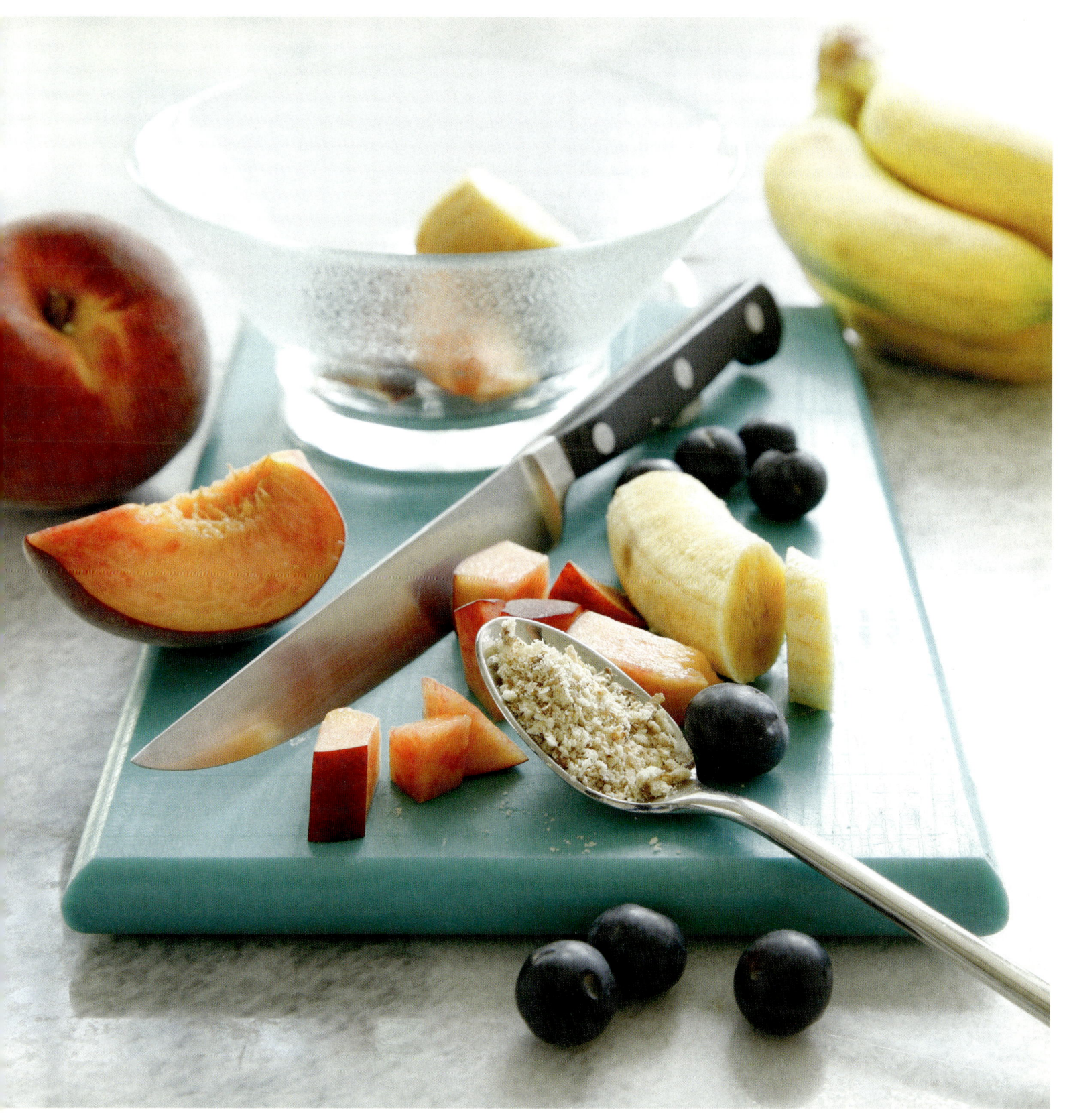

Ganzjähriges Grundrezept: basenreich

Joghurt mit getrockneten Aprikosen und Erdmandeln

8   ungeschwefelte getrocknete Aprikosen
2   Becher Naturjoghurt
2 EL   Erdmandelflocken
1 EL   gehackte Mandeln

▌ Die Aprikosen in kleine Stückchen schneiden. Joghurt und Erdmandelflocken vermischen und die Aprikosen dazugeben. Die Joghurt-Obst-Mischung auf zwei Schalen verteilen und die Mandeln darüberstreuen.

Joghurt: natürlich ist am besten

Verwenden Sie unbedingt nur Naturjoghurt. Je nach Verträglichkeit oder Lust können Sie wählen, ob der Joghurt aus Ziegenmilch, Schafsmilch oder Kuhmilch ist. Wenn Sie es mögen, können Sie auch zu Sojajoghurt greifen.

Frühling

Quark mit Banane, Hirseflocken und Nüssen

2 reife Bananen, 1 Becher Quark (normale Fettstufe), etwas Vanille, 2 EL Hirseflocken, 1 TL gehackte Mandeln

▌ Die Bananen mit einer Gabel zerdrücken und mit dem Quark vermischen. Vanille und Hirseflocken untermischen. Mit den Mandeln bestreuen und servieren.

Sommer

Bananen-Buttermilch-Shake mit Zitronenmelisse

2 reife Bananen, 1 Becher reine Buttermilch, 1 TL gehackte Pistazien, einige Blättchen frische Zitronenmelisse

▌ Die Bananen schälen, mit der Buttermilch in den Mixer geben und mixen. Mit den Pistazien und den Zitronenmelisseblättchen bestreuen und servieren.

Herbst/Winter

Vanille-Zimt-Joghurt mit Walnüssen

1 EL Honig oder Mandelmus, etwas gemahlener Zimt, etwas gemahlene Vanille, 2 Becher Naturjoghurt, 5 – 6 frische Walnüsse

▌ Den Honig oder das Mandelmus mit Zimt und Vanille unter den Joghurt rühren. Die Walnüsse öffnen, die Nüsse in kleine Stücke brechen und unter den Joghurt mischen.

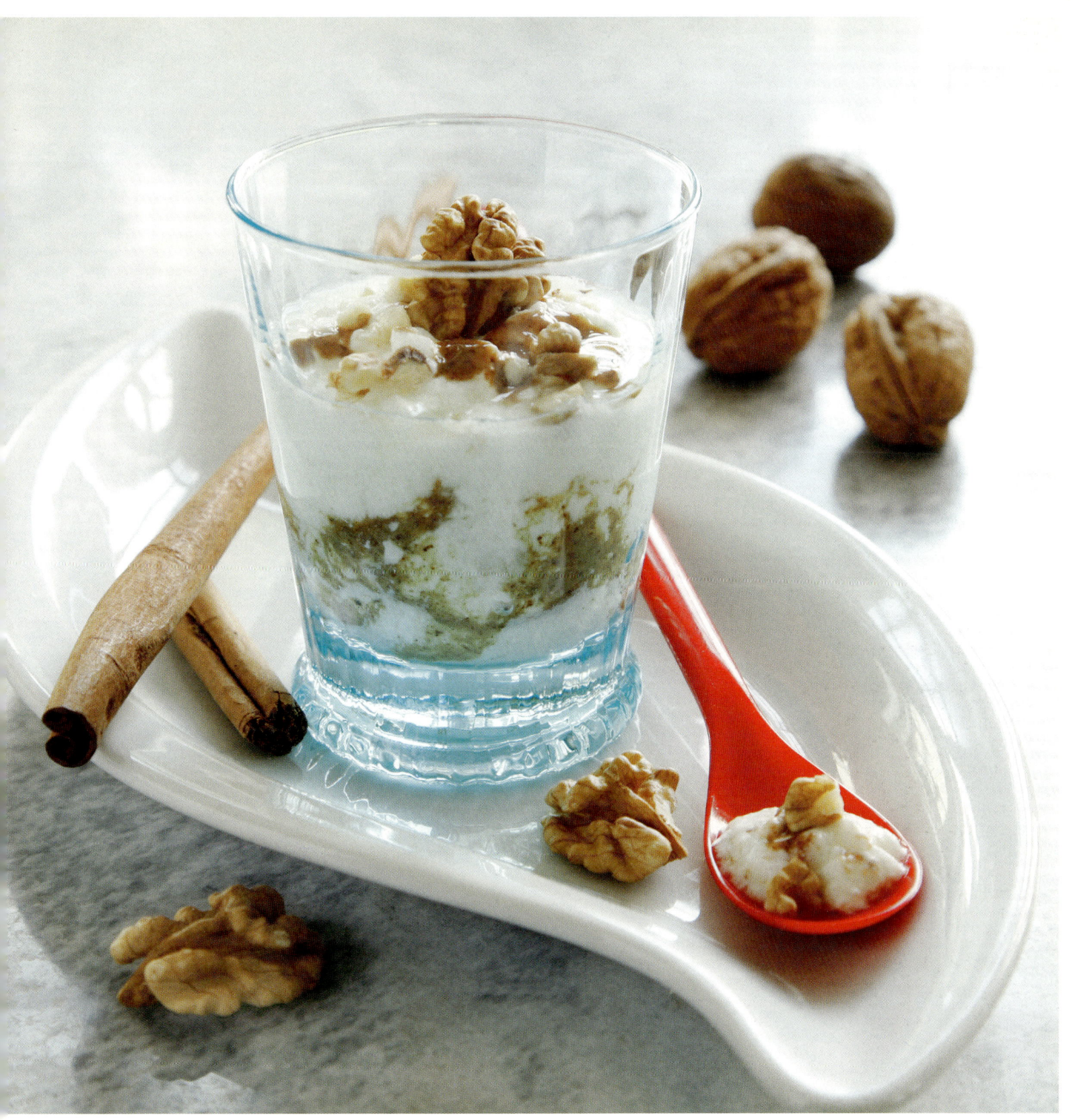

Ganzjähriges Grundrezept mit Säureanteil

Amaranthmüsli mit Bananen und Apfel

2	Bananen
1	großer Apfel
2 EL	gehackte Mandeln
2 EL	Erdmandelflocken
4 EL	Amaranth-Müsli-Mischung (ohne Schokolade)
	Saft 1 Mandarine

▮ Die Bananen schälen und in Scheiben schneiden. Den Apfel waschen, mit dem Apfelteiler in Stücke teilen und diese in dünne Scheiben schneiden. Erdmandelflocken, Mandeln und die Amaranth-Mischung dazugeben und mit dem Saft beträufeln.

Peppen Sie Ihr Müsli auf!

Probieren Sie auch mal Hirse-, Dinkel-, Haferflocken oder Weizenkeime aus. Auch Cashew-, Pinien- oder Sonnenblumenkerne passen gut. Und Trockenobstsorten eignen sich besonders im Winter, wenn es nicht genügend frisches Obst gibt.

Frühling

Erdbeerfrühstück mit Gerstenflocken

1 reife Banane, Saft 1 Mandarine, 1 TL Honig, etwas Vanille, 1 kleine Schale reife Erdbeeren (bio), 4 EL Gerstenflocken

▮ Die Banane schälen und mit einer Gabel zerdrücken. Mandarinensaft mit dem Honig und der Vanille unter die Banane mischen. Die Erdbeeren waschen, abzupfen, vierteln und zur zerdrückten Banane geben. Die Gerstenflocken untermischen.

Tipp: Sie können auch etwas Apfelsaft – ausnahmsweise ein Direktsaft aus der Flasche – verwenden.

Sommer

Beerenmüsli mit Hirseflocken

1 kleine Schale reife Erdbeeren (bio), Saft 1 kleinen Zitrone oder ½ Zitrone, etwas Vanille, 1 TL Honig oder 1 TL Agavensirup, 1 kleine Schale Heidelbeeren (bio), 4 EL Hirseflocken, 1 EL gehackte Mandeln,

▮ Die Erdbeeren waschen, putzen und vierteln. Zitronensaft, mit Vanille und Honig unter die Erdbeeren rühren. Die Heidelbeeren waschen und abtropfen lassen. Zusammen mit den Hirseflocken und den Mandeln zu den Erdbeeren geben.

Tipp: Erdbeeren sind oft belastet; nehmen Sie daher Bio-Erdbeeren.

Herbst

Pflaumenmüsli mit Goldkeimlingen und Nüssen

12 reife, weiche Pflaumen, 1 Banane, 5 –6 frische Walnüsse, 4 EL Goldkeimlinge, Saft 1 Mandarine, 1 TL Honig

▮ Die Pflaumen waschen, entkernen und vierteln. Die Banane in kleine Scheiben schneiden. Die Walnüsse aufknacken, die Nüsse in kleine Stücke brechen. Pflaumen, Bananenscheiben, Walnüsse und Goldkeimlinge (S. 93) in einer Schüssel vermischen. Den Mandarinensaft mit dem Honig vermischen und darüberträufeln.

Winter

Haferflocken-Müsli mit Zitrone

2 reife Bananen, 4 EL grobe Haferflocken, Saft 1 kleinen Zitrone oder ½ großen Zitrone

▮ Die Bananen schälen und mit einer Gabel zerdrücken. Die Zitrone auspressen und den Saft mit den Haferflocken unter die Bananen mischen.

Dieses Müsli habe ich als Kind geliebt und mache es heute noch manchmal, wenn ich nicht rein basisch frühstücke – es ist sozusagen mein Klassiker.

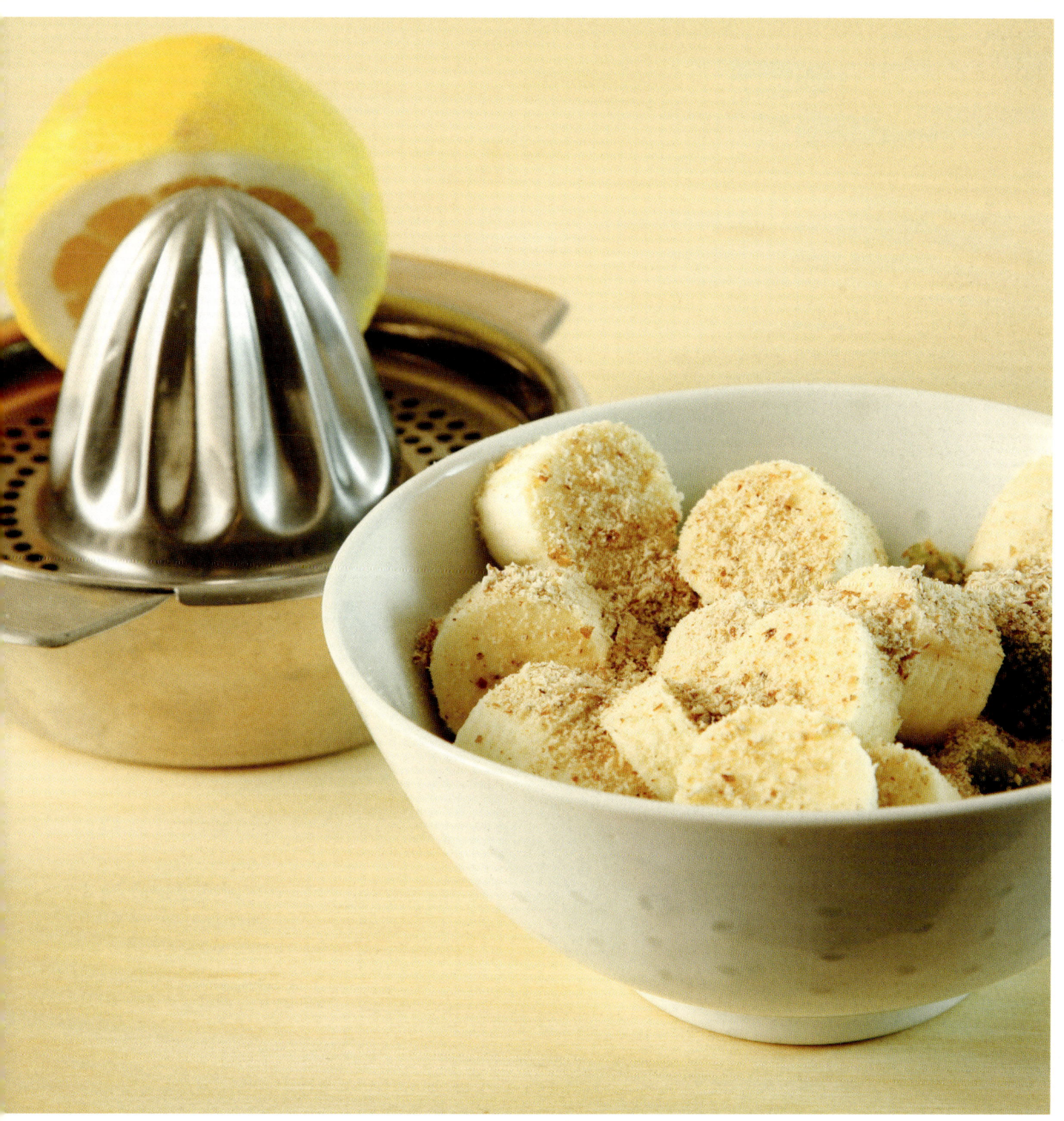

Ganzjähriges Grundrezept: rein basisch

Basisches Dressing

4 EL Olivenöl
       Saft ½ Zitrone
1 EL Sesamsalz
       frisch gemahlener schwarzer
       Pfeffer
       Schnittlauch oder Glattpetersilie

▌ Die Zutaten in einen Rührbecher füllen und mit einem Milchaufschäumer gut vermischen.

Noch mehr Varianten ...

Dieses Dressing können Sie geschmacklich variieren, indem Sie andere Öle verwenden. Ganz lecker sind geröstete Öle aus Mandeln, Haselnüssen, Sesam, Kürbiskernen und Argan. Anstelle der Zitrone ist in manchen Salaten – mit Chicorée, Rotkohl oder Fenchel – auch Orangen-, Mandarinen- oder Apfelsaft lecker.

Frühling (basenreich)

... mit Wildkräutern

▌ anstatt Olivenöl:
4 EL Walnussöl
▌ anstatt Zitronensaft:
knapp 1 EL guten Aceto balsamico
▌ anstatt Schnittlauch:
1 Handvoll Wildkräuter

Die Kräuter waschen, abtropfen lassen und mit dem Wiegemesser sehr fein hacken. Die übrigen Zutaten zusammengeben und mit einem Milchaufschäumer gut vermischen. Die Kräuter daruntermischen.

Sommer (basenreich)

... mit Himbeerbalsamico

▌ anstatt Zitronensaft:
knapp 1 EL Himbeerbalsamico (von Byodo im Naturkostladen)
▌ anstatt Schnittlauch:
Basilikum

Das Basilikum waschen, abtropfen lassen und mit dem Wiegemesser sehr fein hacken. Die übrigen Zutaten zusammengeben und mit einem Milchaufschäumer gut vermischen. Das Basilikum daruntermischen.

Herbst (basenreich)

... mit Granatapfel

▌ anstatt Zitronensaft:
knapp 1 EL Granatapfelbalsamico (von Byodo im Naturkostladen)
▌ anstatt Schnittlauch:
Glattpetersilie

Die Glattpetersilie waschen, abtropfen lassen und mit dem Wiegemesser sehr fein hacken. Die übrigen Zutaten zusammengeben und mit einem Milchaufschäumer gut vermischen. Die Glattpetersilie daruntermischen.

Winter (basenreich)

... mit Apfelbalsamico

▌ anstatt Zitronensaft:
knapp 1 EL Apfelbalsamico (von Byodo im Naturkostladen) oder guten Aceto balsamico
▌ anstatt Schnittlauch:
etwas Kresse

Die Kresse waschen, abtropfen lassen und mit dem Wiegemesser sehr fein hacken. Die übrigen Zutaten zusammengeben und mit einem Milchaufschäumer gut vermischen. Die Kresse daruntermischen.

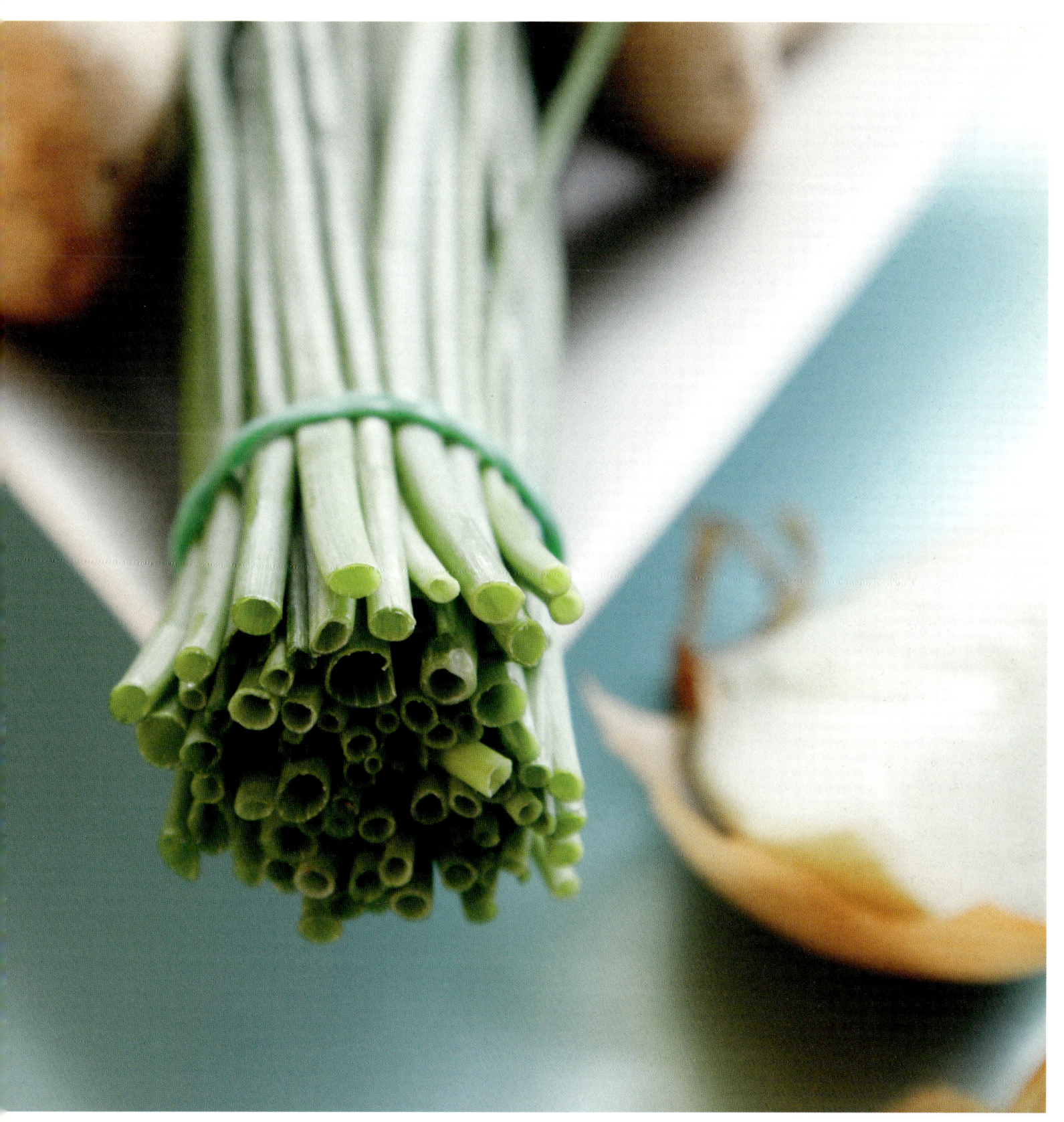

Frische Keimlinge: Vitaminfabrik auf der Fensterbank

Sprossen und Keimlinge sind die vital-stoffreichsten Lebensmittel überhaupt. Besonders im Winter, wenn wir auf lagerfähige Wintergemüse und Obst aus fernen Ländern zurückgreifen, steht es um die Vitalstoffversorgung nicht immer zum Besten. Gründen Sie Ihre eigene Vitaminfabrik auf der Fensterbank, und Sie müssen sich um Ihre Vitalstoffver-sorgung keine Gedanken mehr machen. Und: billiger geht es nicht.

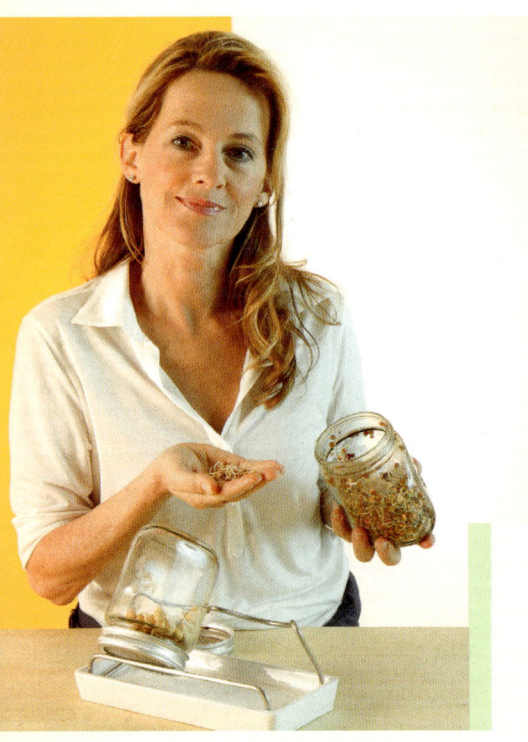

Täglich frische Keimlinge über den Salat

Denken Sie, es ist dasselbe, wenn Sie Sonnenblumenkerne oder Sonnenblu-menkeimlinge verzehren? Falsch ge-dacht. Der Sonnenblumenkern ist wie alle Samen die ruhende Form einer Pflanze. Enzyme und Vitamine müssen erst noch aufgebaut und aktiviert wer-den. Wenn Sie den Kern in die Erde set-zen oder in einem Keimglas zum Keimen bringen, wird der Wachstumsprozess der Pflanze angeregt. Und im frühen Stadium, wenn die ersten Sprossen aus dem Samen wachsen, stellt der Keimling eine geballte Vitalstoffladung dar. Wenn später die Pflanze wächst und sich aus-differenziert in Stil, Blättern und Blüten, konzentrieren sich jeweils bestimmte Nährstoffe in den Pflanzenteilen – so enthalten die Blüten der Zucchini be-sonders viele hormonähnlich wirkende Flavone (gelbe Farbstoffe), die lila Fei-genfrüchte besonders viele gefäßschüt-zende Blaufarbstoffe (OPC). Im Keimling aber ist die ganze Kraft der Pflanze drin. Keimlinge sind so was wie natürliche Vitamintabletten.

Gerade die großen Sorten wie Kichererbsen, Mungobohnen, Linsen und Sonnenblumenkerne können Sie ganz unkompliziert in einem Spros-senglas keimen lassen. Jeden Tag einmal gespült, wachsen sie in vier Tagen zu frischen Keimlingen heran.

In gekeimter Form sind auch Getreide basenbildend

Sie können Keimlinge auch fertig kau-fen. Inzwischen gibt es in vielen Natur-kostläden, auf Wochenmärkten und auch in vielen Supermärkten verschie-dene Keimlinge im Angebot. Achten Sie dabei aber auf das Haltbarkeitsdatum und schauen Sie sich die Keimlinge ganz genau an, ob Sie auch frisch sind.

Sprossenzucht ist ganz einfach

Um Keimlinge selbst zu ziehen, benöti-gen Sie eigentlich nur ein Sprossenglas, Wasser und Samen. Nehmen Sie ein Sprossenglas und weichen Sie 3 bis 4 Esslöffel Samen einige Stunden in Was-ser ein. Lassen Sie das Wasser abfließen und spülen Sie die Samen noch einmal durch. Schrauben Sie das Glas zu und stellen Sie es auf den Kopf, so dass alles Restwasser abfließen kann. Sie können das Glas in die Geschirrablage der Spüle stellen, es gibt aber auch schicke Ab-tropfvorrichtungen (www.eschenfelder .de), die am Fenster sehr dekorativ aus-sehen.
Nun werden die Samen täglich einmal durchgespült. Wichtig ist, dass sie im-mer auf dem Kopf stehen, damit alles Wasser wieder abfließen kann. Bereits nach ein bis zwei Tagen sind die ersten Minisprossen zu erkennen. Nach drei Tagen sind die meisten Samen gekeimt und verzehrfertig. Nach weiteren zwei Tagen sind die Keime etwa 2 bis 3 cm lang und fertig. Sie können das Glas,

nachdem alles Wasser abgetropft ist, nun in den Kühlschrank stellen. Die Keimlinge sind dort gut eine Woche haltbar.

Was kann denn nun alles gekeimt werden?

Eigentlich jeder Samen, der eine essbare Pflanze hervorbringt. Sie brauchen nicht besonderes Keimsaatgut zu kaufen, denn jedes Körnchen, jeder Samen, den Sie im Bioladen kaufen können, muss keimfähig sein. Als Anfänger nehmen Sie erst einmal die großen, leicht zu keimenden Samen: Sonnenblumenkerne, Linsen, Kichererbsen, für deren Auf-

zucht ein Sprossenglas ausreicht. Für kleine Samen und schleimende Samen benötigt man kein Sprossenglas, sie werden auf Watte oder in speziellen flachen Schalen mit einem feinen Metallsieb gezogen.

Tipp: Wenn Sie keine Zeit zum Keimen haben, sind die fertig zu kaufenden »Goldkeimlinge« aus Weizen, Dinkel oder Hirse auch eine gesunde Alternative. Goldkeimlinge sind vorgekeimte Getreide, die basisch verstoffwechselt werden. Sie finden Sie in Naturkostläden, Biomärkten und Reformhäusern.

So erkennen Sie, ob gekaufte Keimlinge frisch sind

Achten Sie auf das Haltbarkeitsdatum und schauen Sie genau, ob die Keimlinge eine frische Farbe haben und ob sie noch frisch riechen. Riechen sie leicht abgestanden oder gar faulig, dann schnell die Finger weg davon.

Zum Keimen geeignet sind folgende Sorten:		
Samen für Anfänger (Sprossenglas)	**Mittelschwer in der Aufzucht**	**Für Fortgeschrittene (schleimende Sorten)**
Alfalfa (Luzerne)	Bockshornklee	Amaranth
Braunhirse (viel Silizium)	Brokkoli (wirkt besonders entgiftend durch bioaktive Stoffe und Vitamin C)	Fenchelsamen
Buchweizen	Kresse (enthält besonders viel Vitamin C)	Leinsamen (enthalten viel ungesättigte Fettsäuren)
Dinkel	Radieschen	Rothklee
Erbsen (Erbsenspargel)	Rettich (wirkt entgiftend und entschleimend)	Zwiebelsamen
Gerste	Rosabi (Kohlrabiart)	
Kichererbsen (B_{12})	Rucola (viel Kalzium)	
Koriandersamen	Sesam, ungeschält (enthält besonders viel Kalzium)	
Linsen (B_{12})	Senf (wirkt entgiftend)	
Mungobohnen		
Sojabohnen		
Sonnenblumenkerne		
Weizen (viel Vitamin B, Proteine)		

Ganzjähriges Grundrezept: rein basisch

Batavia-Salat mit frischer Kresse und Karottenraspeln

1   kleiner Batavia-Salat
1   kleine Zwiebel
1   Karotte
3 EL   Sprossen
        Zutaten für das basische Dressing (S. 90)

▌ Den Salat klein zupfen und waschen. Die Zwiebel fein würfeln und mit dem Dressing vermischen. Die Karotte mit der Gemüsebürste säubern, raspeln und untermischen. Den Salat mit Sprossen garniert servieren.

Und welches Dressing?

Diese Salate können Sie wahlweise mit dem rein basischen Dressing (S. 90) oder mit einem basenreichen Dressing (S. 90) zubereiten. Der Säureanteil des basenreichen Dressings ist, wenn Sie den Apfelaceto verwenden, nur sehr gering. Und wenn Sie reinen Aceto balsamico verwenden, ist er in einem Rohkostsalat auch nicht wirklich hoch.

Frühling

Brunnenkressesalat mit Wildkräutern, Rettichsprossen und Karottenraspeln

▌ anstatt Batavia-Salat: 2 Hände voll Brunnenkresse und 1 Handvoll Wildkräuter (gibt es bundweise auf dem Wochenmarkt, Sie können aber auch selbst sammeln gehen: Löwenzahn und Sauerampfer)
▌ anstatt Kresse: Rettichsprossen

Tipp: Im Frühling finden Sie auch hin und wieder Eistropfensalat auf dem Wochenmarkt. Er ist sehr mineralienreich, vor allem reich an Eisen, und er schmeckt herb-würzig.

Sommer

Eisbergsalat mit Gartenkräutern, Rucolasprossen und Karottenraspeln

▌ anstatt Batavia-Salat: 1 kleiner Eisbergsalat und 1 Handvoll Gartenkräuter wie Bibernell, Basilikum und Glattpetersilie
▌ anstatt Kresse: 1 Schälchen Rucolasprossen oder einige Blätter Rucola

Herbst

Romana-Salat mit Radicchio, Sonnenblumenkeimlingen und Karottenraspeln

▌ anstatt Batavia-Salat: 1 kleiner Romana-Salat und einige Blätter Radicchio
▌ anstatt Kresse: 1 Handvoll Sonnenblumenkeimlinge, selbst gezogen

Tipp: Sie können die Sprossen selber ziehen oder Sie kaufen sie als fertige Sprossenmischung vom Wochenmarkt oder im Bioladen.

Winter

Endiviensalat mit Urkarotten und Kichererbsensprossen

▌ anstatt Batavia-Salat: 1 kleiner Kopf Endiviensalat
▌ anstatt Kresse: 1 Handvoll Kichererbsensprossen, selbst gezogen
▌ anstatt normaler Karotte: 1 mittelgroße Urkarotte

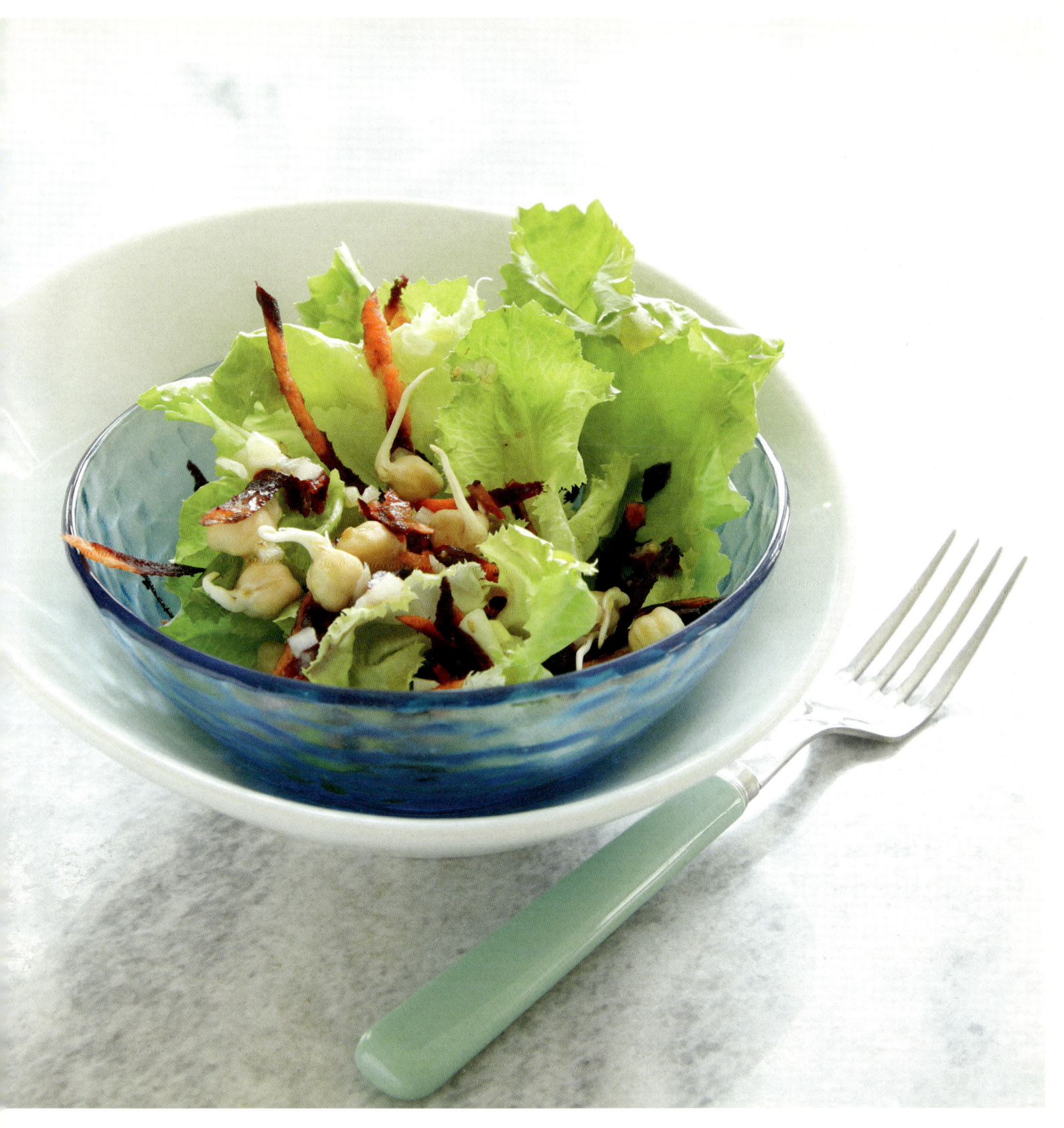

Schnelles für den Abend mit Avocado

Avocado mit Joghurt und frischer Kresse (mit Säureanteil)

2 reife Avocados, 1 kleiner Becher Naturjoghurt,
2 TL Sesamsalz, 1 Schälchen frische Kresse

Die Avocados halbieren und den Kern herausnehmen. Joghurt mit dem Sesamsalz und ⅔ der Kresse mischen und in die Avocadohälften füllen. Die restliche Kresse darüber verteilen.

Für Gäste: Avocado mit Ziegenfrischkäse und Blüten der Provence (mit Säureanteil)

2 reife Avocados, 2 gehäufte EL Ziegenfrischkäse, Agavensirup, 1 TL getrocknete Blüten der Provence (wahlweise Lavendelblüten aus dem Garten)

Avocados schälen, den Kern herausnehmen, das Fruchtfleisch in kleine Scheiben schneiden und auf zwei Tellern anrichten. In der Mitte der Tellers je einem gehäuften EL Ziegenfrischkäse geben, einige Tropfen Agavensirup und die Provenceblüten darübergeben.

Tipp: Provenceblüten gibt es als Mischung von Herbaria im gut sortierten Bioladen.

Avocadoaufstrich (rein basisch)

2 reife Avocados, Saft ½ Zitrone, 2 EL Sesamsalz,
1 Schale frische Kresse

Avocados schälen, den Kern herausnehmen und das Fruchtfleisch mit der Gabel zerdrücken. Die Zitrone auspressen und mit dem Sesamsalz und der Kresse unter das Fruchtfleisch mischen.

Tipp: Ist Ihnen heute nach etwas Warmem, und soll es trotzdem schnell gehen? Dann kochen Sie sich eine Handvoll kleiner Kartoffeln ab und bereiten Sie in der Zwischenzeit den basischen Avocadoaufstrich zu. Halbieren Sie die Kartoffeln und bestreichen Sie je eine Hälfte mit etwas Avocadocreme. Nicht mehr ganz so basisch, aber auch lecker, schmeckt der Aufstrich auf einer Scheibe Vollkornbrot.

Buttermilchshake mit Avocados (mit Säureanteil)

2 reife Avocados, 300 g Buttermilch, etwas Kreuzkümmel, wenig frisch gemahlener Kardamom, frisch gemahlener schwarzer Pfeffer

Die Avocados schälen, den Kern herausnehmen und das Fruchtfleisch in den Mixer geben. Die Buttermilch mit den Gewürzen zusammen dazugeben und durchmischen.

Variante Avocadoaufstrich:

Geben Sie weniger Buttermilch dazu und schon erhalten Sie einen herrlichen Brotaufstrich. Einige Kressesprossen darübergeben, und es schmeckt herrlich.

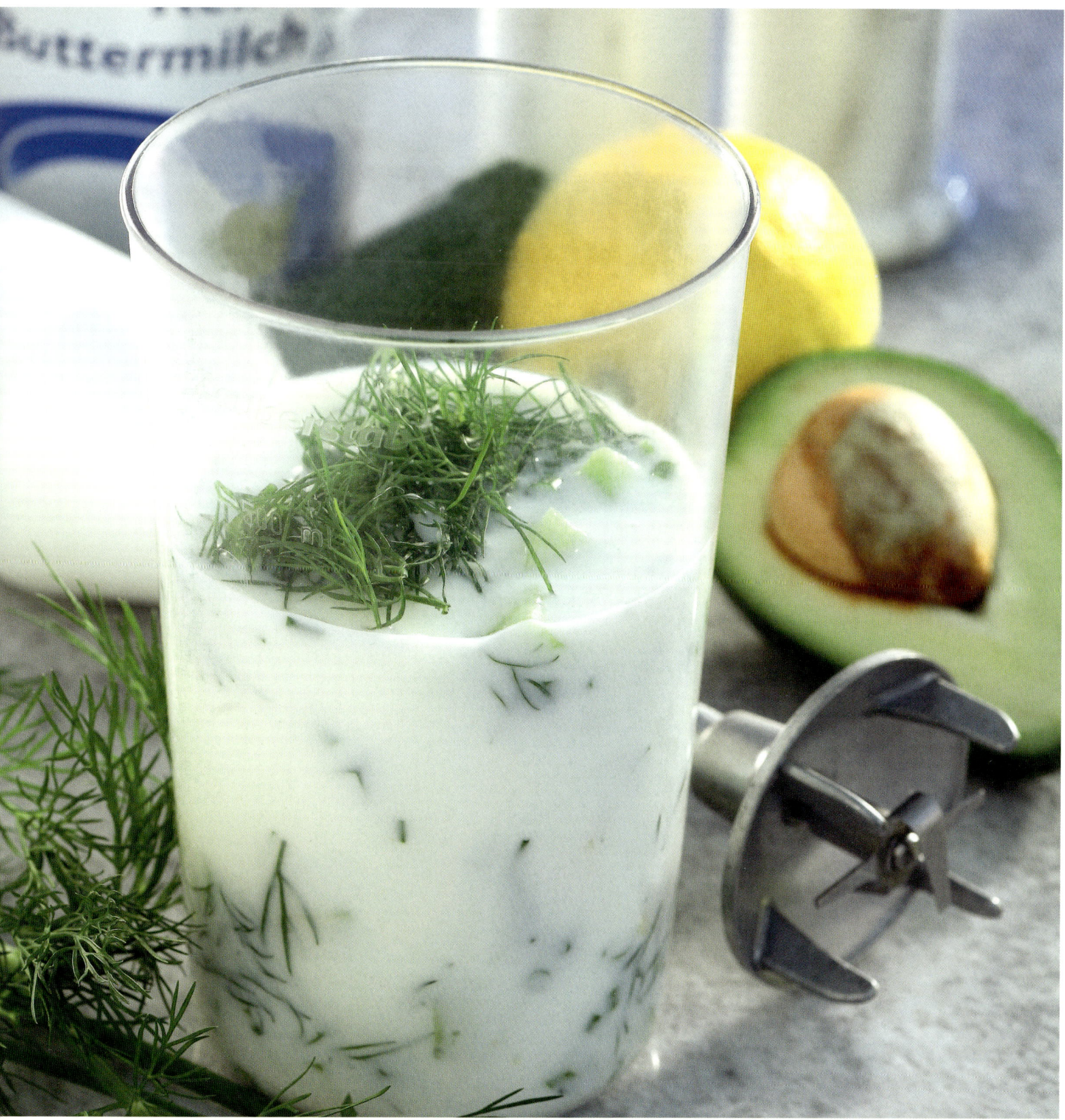

Gemüse richtig putzen und weiterverarbeiten

Hilfsmittel: Gemüsebürste

Gemüsebürsten werden dazu verwendet, Gemüse unter fließendem Wasser abzubürsten und damit zu säubern – besonders sinnvoll ist das bei Wurzelgemüse wie Karotten, Petersilienwurzeln und Pastinaken. Sie verhindern dadurch, dass Sie die Gemüse schälen müssen und Ihnen wertvolle Stoffe aus der Schale verloren gehen. Auch Kartoffeln können Sie abbürsten. Wenn Sie neue Kartoffeln mit dünner Schale verwenden, die nicht geschält werden müssen, genügt es, die Kartoffeln unter fließendem Wasser abzubürsten.
Die Gemüsebürste ist vor allem dann sinnvoll, wenn Sie Gemüse aus biologischem oder aus biologisch-dynamischem Anbau verwenden, denn dieses kann bedenkenlos mit der Schale verzehrt werden. Gemüse aus konventionellem Anbau sollten Sie schälen, da sich unterhalb der Schale die meisten Rückstände der Pflanzenschutzmittel ablagern. Gemüsebürsten gibt es aus Naturfasern wie Kokos, Sisal oder Hanf.

Hilfsmittel: Gemüseschäler

Auch Gemüseschäler finden sich in jedem Haushalt – häufig unter dem Namen »Spargelschäler«. Es gibt verschiedene Ausführungen von Gemüseschälern, ich mag die ganz einfachen alten aus Metall ohne jeden Schnickschnack. Doch alle erfüllen ihren Zweck. Sie können damit Kartoffeln, Pastinaken, Schwarzwurzeln, Petersilienwurzeln, eben alles schälen, was sich nicht nur mit einer Gemüsebürste bearbeiten lässt. Wenn Sie einen Gemüseschäler kaufen müssen: Es gibt sie in den Haushaltsabteilungen der Kaufhäuser und in vielen Supermärkten. Und sie kosten nicht viel.

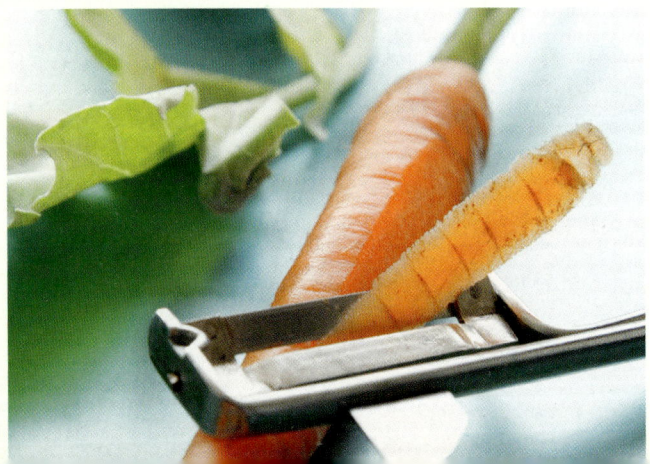

Obst und Gemüse richtig verarbeiten	
Sorte	**Putzen, Waschen und Co.**
Ananas	Die Palme und die Unterseite abschneiden, so dass die Ananas sicher aufrecht auf dem Schneidebrett steht. Mit einem Messer streifenweise und großzügig von oben nach unten die stachelige Schale herunterschneiden, die Ananas der Länge nach vierteln und den holzigen Kern wegschneiden.
Auberginen	Unter fließendem Wasser waschen, den grünen Strunk abschneiden.
Avocado	Avocado halbieren, den Kern herausnehmen und das Fruchtfleisch mit einem Löffel herausschaben. Solange der Kern in der Avocado ist, bleibt das Fruchtfleisch grün – gilt auch für Pasten.
Blattsalat	Die Blätter vom Kopf lösen, harte Strünke kürzen und Salatblätter in stehendem Wasser gründlich waschen, damit Sand vollständig entfernt wird.
Brokkoli	Den Strunk abschneiden, schälen und würfeln. Die einzelnen Röschen abtrennen und waschen.
Blumenkohl	Die äußeren Blätter vom Blumenkohl entfernen, den Blumenkohl waschen und dann in kleine Röschen teilen.
Butternut (und andere Kürbissorten)	Den Kürbis unter fließendem Wasser waschen, den Stiel abschneiden, schälen und die Kerne mit einem Löffel herausschaben.
Chicorée	Den Strunk des Chicorées herausschneiden (da er bitter schmeckt), die Blätter unter fließendem Wasser waschen.
Erdbeeren	Je nach Reifegrad in stehendem oder unter fließendem Wasser waschen und den grünen Stielansatz herausdrehen oder herausschneiden.

Fenchel	Fenchelknollen waschen, äußere Blätter entfernen, den Strunk herausschneiden, das Fenchelgrün aufheben.
Himbeeren, Brombeeren, Heidelbeeren	In stehendem Wasser waschen und evtl. schimmelige Früchte aussortieren.
Feldsalat	Evtl. vorhandene schmutzige Wurzelreste entfernen und den Salat (mehrmals) in stehendem Wasser gründlich waschen, weil er oft sehr sandig ist.
Hokkaido, Futsu black	Beide Kürbisse müssen nicht geschält werden, weshalb Sie nur den Stielansatz und den Strunk entfernen. Mit der Gemüsebürste unter fließendem Wasser schrubben, halbieren und mit einem Löffel die Kerne herausschaben.
Johannisbeeren, Jostabeeren	Unter fließendem Wasser waschen und die einzelnen Beeren von den Rispen (Stengeln) zupfen.
Kartoffeln, Süßkartoffeln, Steckrüben	Unter fließendem Wasser waschen und schälen. Biokartoffeln müssen nicht unbedingt geschält, sondern nur mit der Gemüsebürste geschrubbt werden.
Karotten, Pastinaken, Petersilienwurzeln	Unter fließendem Wasser mit der Gemüsebürste schrubben.
Lauch	Lauch der Länge nach halbieren und gründlich waschen, da sich zwischen den Blättern viel Erde befinden kann. Dann die äußeren Blätter und den Wurzelansatz entfernen.
Mango	Die Mango schälen, das Fruchtfleisch mit einem Messer rund um den Kern wegschneiden.
Mangold	Den Strunk je nach Größe der Mangoldstaude abschneiden (2–3 cm), die einzelnen Blätter lösen und unter fließendem Wasser waschen.

Meerrettich	Schälen, waschen und auf einer Gemüsereibe reiben.
Pilze	Mit einem feuchten Küchenkrepp oder mithilfe einer Pilzbürste Erdreste abreiben und auf keinen Fall waschen, da sie sich sonst mit Wasser voll saugen.
Rettich, Eiszapfen, Mairübchen, Navets, Kohlrabi	Unter fließendem Wasser waschen und schälen.
Rote Bete	Rote Bete unter fließendem Wasser waschen, mit Handschuhen schälen, da der rote Farbstoff ziemlich intensiv ist und so schnell nicht mehr verschwindet.
Schwarzwurzeln	Schwarzwurzeln mit Handschuhen unter fließenden Wasser mit einer Bürste säubern, dann mit einem Sparschäler die äußere Schale entfernen und gleich in Zitronenwasser legen, damit die Wurzel sich nicht verfärbt.
Spargel	Weißen Spargel unterhalb der Köpfe mit einem Spargelschäler schälen, die unteren Enden abschneiden. Grüner Spargel muss nicht geschält werden.
Spinat	Die Spinatblätter (mehrmals) in stehendem Wasser waschen, sehr grobe Stielenden kürzen.
Staudensellerie	Die einzelnen Stangen von der Staude lösen, waschen, die Blätter abschneiden (man kann sie für Brühe gebrauchen). Die groben Enden kürzen und von oben nach unten die Stangen entfädeln.
Wildkräuter: Brunnenkresse, Löwenzahn, Portulak, Rucola	In stehendem Wasser gründlich waschen, nicht so schöne Stielenden abschneiden.
Zucchini	Zucchini unter fließendem Wasser waschen, Enden abschneiden (für die Gemüsebürste ist die Haut zu zart).

Ganzjähriges Grundrezept: rein basisch

Chicoréesalat mit Karotten, Rosinen und Mandeln

1	kleine Karotte		Saft 1 kleinen Mandarine
1 EL	gehackte Mandeln	1 EL	Sesamsalz
1 EL	Rosinen		frisch gemahlener
1	mittelgroßer Chicorée		schwarzer Pfeffer
2 EL	Haselnussöl		

▌ Die Karotte waschen und fein raspeln. Mandeln und Rosinen über den Karotten verteilen. Chicoréeblätter waschen (vorher den bitteren Strunk entfernen) und abtropfen lassen. Etwa ⅔ in kleine Streifen schneiden und unter die Karotten mischen. Die restlichen Blätter locker an den Rand stecken. Aus dem Öl, dem Mandarinensaft, Sesamsalz und Pfeffer ein Dressing zubereiten.

Frühling (mit Säureanteil)

Rucolasalat mit rotem Chicorée, Schafskäse und Avocado

2 Hände voll Rucolasalat, 1 roter Chicorée, 1 kleine Avocado, 200 g reiner Schafskäse, Zutaten für das Granatapfeldressing (S. 90), 1 Schälchen Kresse

▌ Rucola waschen und abtropfen lassen, Chicoréeblätter abzupfen, waschen und halbieren, einige Blätter als Deko beiseite legen. Den Schafskäse in kleine Würfel schneiden. Die Avocado schälen und das Avocadofleisch in Scheiben schneiden. Das Dressing zubereiten und unter den Salat mischen. Die Kresse abschneiden und locker über dem Salat verteilen.

Sommer (mit Säureanteil)

Salat aus Brunnenkresse, Tomaten und Mozzarella

200 g Brunnenkresse, 1 kleine rote Zwiebel, 6–8 reife Cocktailtomaten, 200 g Büffelmozzarella, Zutaten für das basenreiche Dressing (S. 90)

▌ Die Brunnenkresse waschen und gut abtropfen lassen. Die Zwiebel schälen und klein hacken. Die Tomaten waschen und halbieren. Büffelmozzarella abtropfen lassen und in kleine Würfel schneiden. Das Dressing zubereiten und mit den Tomaten, der Zwiebel, dem Mozzarella vermischen.

Herbst (mit Säureanteil)

Chicoréesalat mit Ziegenfrischkäse und Rosinen

1 kleine Karotte, 1 EL gehackte Mandeln, 1 EL Rosinen, 1 mittelgroßer Chicorée, 2 EL Haselnussöl, Saft 1 kleinen Mandarine, 1 EL Sesamsalz, schwarzer Pfeffer, 100 g Ziegenfrischkäse

▌ Den Salat wie im Grundrezept beschrieben zubereiten. Zusätzlich den Ziegenfrischkäse in der Hand zerbröckeln und locker über dem Salat verteilen.

Winter (mit Säureanteil)

Feldsalat mit sautierten Egerlingen und warmem Ziegenkäse

150 g Feldsalat, 6–7 Egerlinge, 1 kleine Zwiebel, 2 EL Sonnenblumenöl, 2 Scheiben Ziegencamembert, ½ Schälchen Kresse, Zutaten für das basenreiche Dressing (S. 90)

▌ Den Feldsalat waschen, die Egerlinge mit Küchenkrepp abreiben und in dünne Scheiben schneiden. Die Zwiebel klein schneiden und mit den Egerlingen im Öl andünsten. Den Käse bei 180 Grad im Backofen etwa 10 Min. erwärmen. Salat mit dem Dressing mischen, Pilze und Kresse darüber verteilen und die Ziegenkäsescheiben darüberlegen.

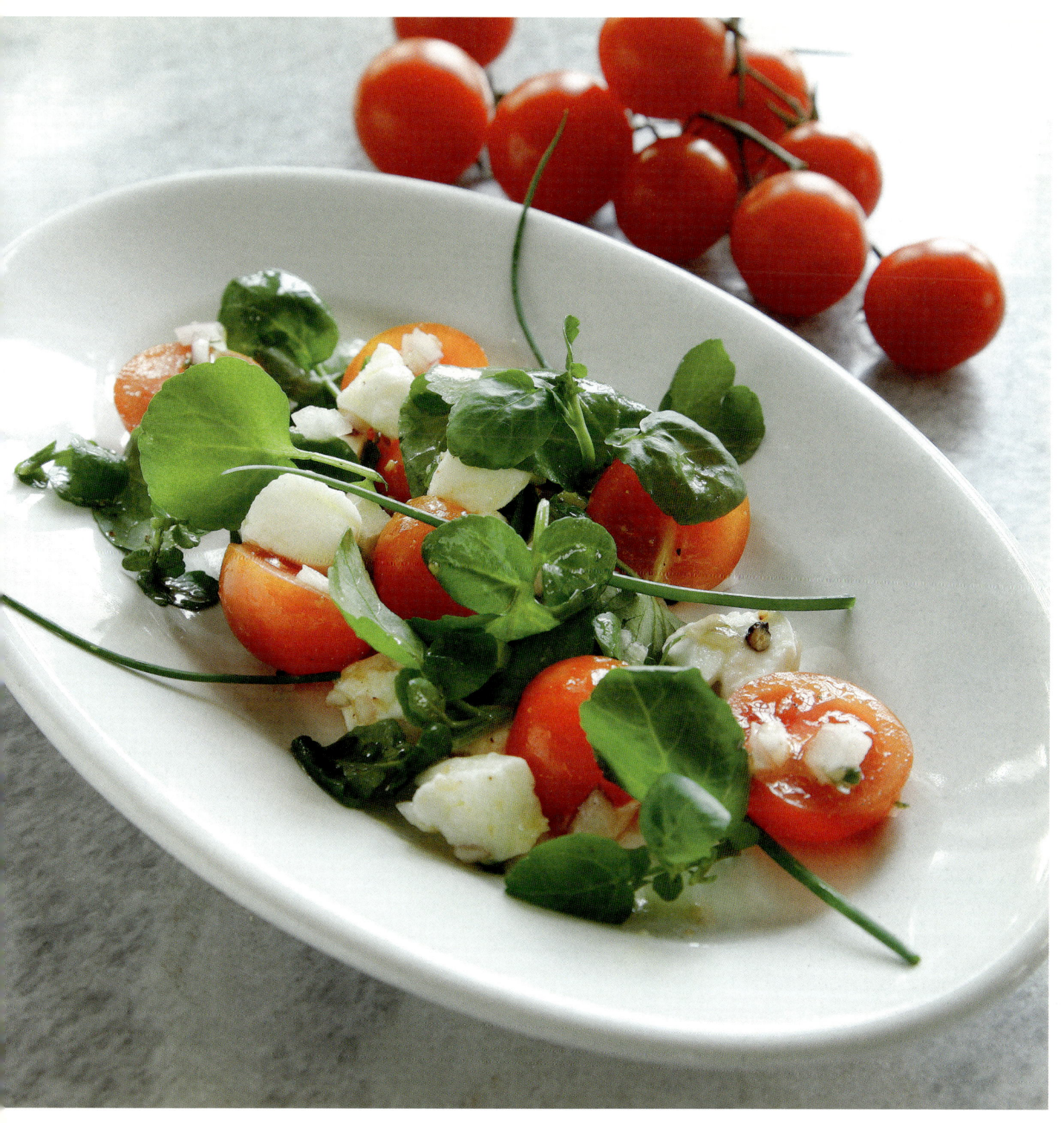

Ganzjähriges Grundrezept: rein basisch

Rettichsalat mit Karottenraspeln

1	mittelgroßer Rettich		etwas frisch gemahlener
1	kleine Karotte		weißer Pfeffer
1	kleine Zwiebel	2 TL	Sesamsalz
2 EL	Sesamöl	1	Schälchen Kresse
	Saft ½ Mandarine		

> Den Rettich schälen und klein raspeln. Die Karotte waschen, fein raspeln und mit dem Rettich mischen. Aus Öl, Mandarinensaft und den Gewürzen ein Dressing zubereiten. Die Zwiebel schälen, hacken und dazugeben. Das Dressing unter den Salat mischen. Die Kresse abschneiden und über den Salat streuen.

Schwarzer Rettich

Im Herbst und Winter verwenden Sie hier schwarzen Rettich: Schwarzer Rettich ist den meisten nur als Hausmittel gegen Bronchitis bekannt, weil er sehr stark entschleimend wirkt. Er hat enorme Basenwirkung und wirkt so im Winter doppelt positiv: gegen Verschleimung und gegen Übersäuerung.

Frühling (mit Säureanteil)

Kohlrabi-Karotten-Salat mit Belugalinsen

½ Tasse Belugalinsen, Kräutersalz, 2 kleine Kohlrabi, 1 Karotte, 1 Frühlingszwiebel, etwas Schnittlauch, Zutaten für das basische Dressing (S. 90)

> Die Linsen waschen, abtropfen lassen und in zwei Tassen Wasser 20 bis 30 Min. auf kleiner Flamme kochen und mit dem Kräutersalz würzen.
> Kohlrabi und Karotte klein raspeln. Frühlingszwiebel klein schneiden.
> Dressing zusammen mit den Linsen untermischen. Schnittlauch in Röllchen über dem Salat verteilen.

Sommer (mit Säureanteil)

Paprikasalat mit Schafskäse

je 1 grüne, rote, gelbe Paprika, einige Stängel Glattpetersilie, 1 rote Zwiebel, 10–12 schwarze ungefärbte Oliven, 200 g reiner Schafskäse, Zutaten für das basenreiche Dressing (S. 90)

> Die Paprika waschen und in kleine dünne Scheiben schneiden. Die Petersilie waschen, klein schneiden und unter die Paprikastreifen mischen. Die Zwiebel klein hacken und mit den Oliven unter die Paprikastreifen mischen. Das Dressing zubereiten und untermischen.

Herbst (mit Säureanteil)

Fenchelsalat mit Hirse, Mandarinen und Mandeldressing

½ Tasse Hirse, Kräutersalz, 2 mittelgroße Fenchelknollen, 3 Mandarinen, 2 EL gehackte Mandeln, 4 EL Sesamöl (am besten geröstetes), 2 TL Mandelmus, frisch gemahlener schwarzer Pfeffer

> Hirse waschen und in zwei Tassen Wasser etwa 15 Min. kochen, 15 Min. ausquellen lassen. Mit Kräutersalz würzen.
> Fenchel waschen, in Streifen schneiden. Zwei filetierte Mandarinen zum Fenchel geben.
> Die 3. Mandarine auspressen und mit Sesamöl und Mandelmus zu einem Dressing rühren. Dressing, Hirse und Fenchelgrün locker über den Salat geben.

Winter (mit Säureanteil)

Rote-Bete-Rohkost mit Crème fraîche

1 mittelgroße Rote Bete (200 g), 1 Apfel, Saft 1 Mandarine, 4 TL Crème fraîche

> Rote Bete waschen, schälen und fein raspeln. Den Apfel waschen und mit der Schale klein raspeln. Den Mandarinensaft unter die Apfel-Rote-Bete-Mischung geben und je 2 TL Crème fraîche darübergeben.

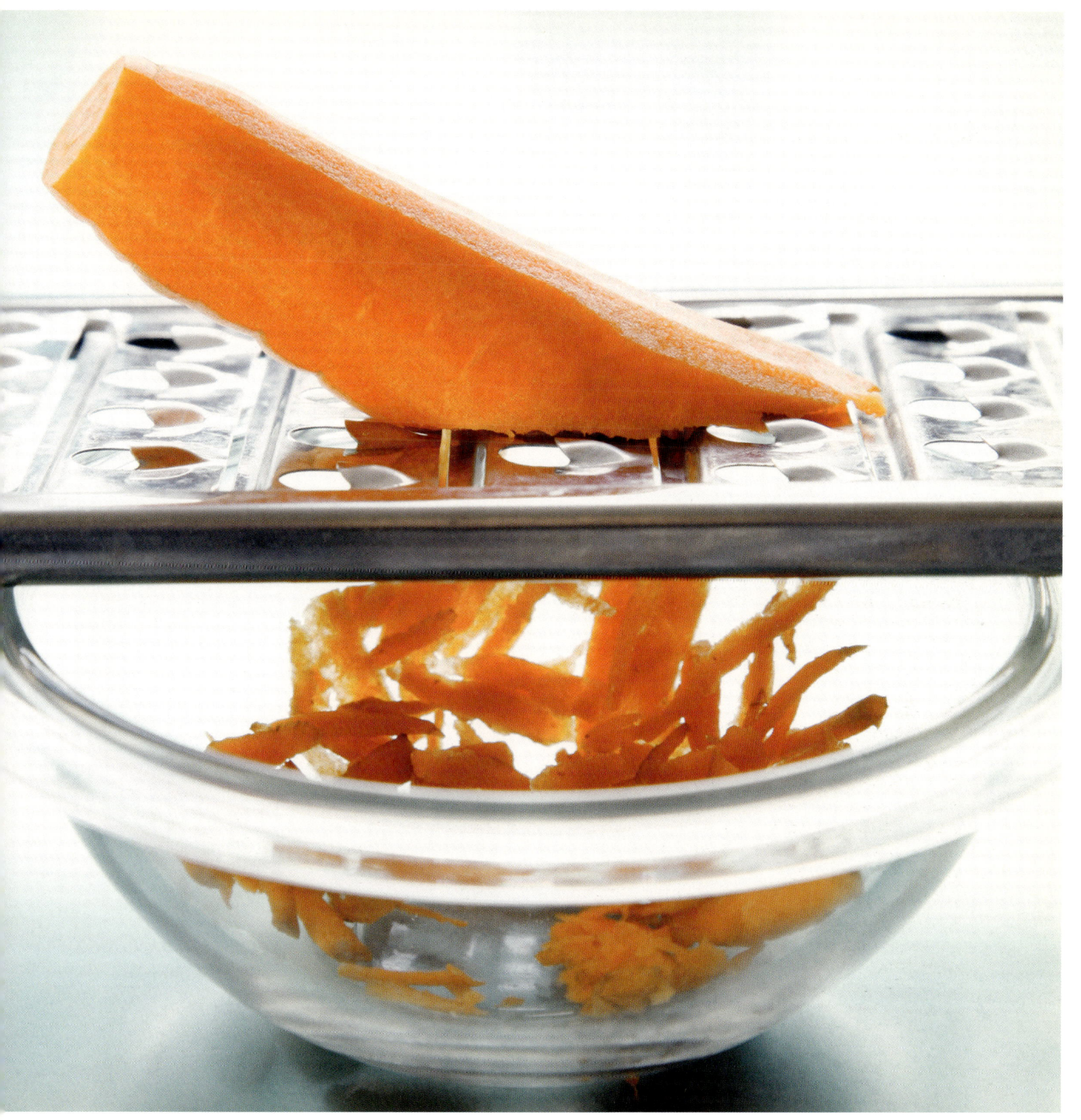

Ganzjähriges Grundrezept: rein basisch

Kopfsalat mit Roter Bete und Kresse

1   kleiner Kopfsalat
1   kleine Rote Bete
     Zutaten für das basische Dressing (S. 90)
1   Schälchen Kresse

▌ Die Blätter des Salats waschen und halbieren. Die Rote Bete waschen, schälen und über den Salat raspeln (am besten mit Handschuhen). Das basische Dressing zubereiten und mit der Kresse über den Salat geben. Dieser Salat schmeckt auch gut mit dem basenreichen Apfelacetodressing (S. 90).

Vitamin-B$_{12}$-Lieferanten

Wenn Sie bislang Fleisch vor allem deshalb essen, weil Sie glauben, sich nur so mit ausreichend Vitamin B$_{12}$ zu versorgen, können Sie nun aufatmen: Auch in Keimlingen finden sich große Mengen Vitamin B$_{12}$, ein für die Blutbildung wichtiges Vitamin, z.B. in Kichererbsen, Linsen, Mungobohnen und Alfalfa (Luzerne). Übrigens sind Alfafakeimlinge neben Brokkolikeimlingen und Kresse auch sehr Vitamin-C-haltig.

Frühling (mit Säureanteil)

Frühlingssalat mit pochiertem Ei

150 Pflücksalat, 2 Eier, 3 Radieschen, 1 Schale Kresse, Zutaten für ein basenreiches Dressing (S. 90)

▌ 1 Liter Wasser zum Kochen bringen. Den Salat waschen, die Radieschen klein schneiden. Das Dressing zubereiten und untermischen. Die Kresse darüber verteilen. Die Eier aufschlagen und nacheinander mithilfe einer Schöpfkelle langsam ins kochende Wasser gleiten lassen. Nach etwa 3 bis 5 Min. herausnehmen.

Sommer (mit Säureanteil)

Bunter Sommersalat mit Schafskäse

1 kleiner Eisbergsalat, einige Blätter Rucola, 1 Handvoll Cocktailtomaten, 1 Handvoll schwarze, ungefärbte Oliven, Zutaten für ein basenreiches Dressing (S. 90), frisches grünes und evtl. rotes Basilikum, 200 g reiner Schafskäse

▌ Salat zerteilen, waschen und abtropfen lassen. Die Rucolablätter waschen. Die Tomaten waschen, halbieren und mit den Oliven und dem Basilikum zum Salat geben. Das Dressing zubereiten und unter den Salat mischen. Den Schafskäse in kleine Würfel scheiden und über dem Salat verteilen.

Herbst (mit Säureanteil)

Romanasalat mit Paprika und Pecorino

1 Kopf Romanasalat (auch Römersalat genannt), 1 rote Paprika, 1 Frühlingszwiebel, einige Stängel Glattpetersilie, Zutaten für ein basenreiches Dressing (S. 90), 100 g mittelalter Pecorino

▌ Salat waschen und in mittelgroße Blätter schneiden. Die Paprika waschen, putzen und die Kerne entfernen. Die Paprika in feine Streifen schneiden, die Zwiebel hacken und alles mischen. Das Dressing zubereiten und dazu geben. Den Käse in Späne hobeln und über dem Salat verteilen.

Winter (mit Säureanteil)

Feldsalat mit Walnüssen und Ziegenfrischkäse

150 g Feldsalat, 1 Handvoll frische Walnüsse, Zutaten für das Granatapfeldressing (S. 90), ½ Schale Kresse, 100 g Ziegenfrischkäse

▌ Den Feldsalat waschen und abtropfen lassen. Die Walnüsse aufknacken und in Stücke brechen. Das Dressing zubereiten. Feldsalat mit Dressing mischen, die Walnüsse und die Kresse dazugeben. Den Ziegenfrischkäse in der Hand zerbröckeln und locker über den Salat verteilen.

Basisches, das satt macht (für die Arbeit)

Ganzjähriges Grundrezept: rein basisch
Kartoffelsalat mit Glattpetersilie und Kresse

8	mittelgroße vorwiegend festkochende Kartoffeln	¼ l	Gemüsebrühe einige Stängel Glattpetersilie
1	kleine Gemüsezwiebel	1	Schälchen Gartenkresse
2 EL	Sonnenblumenöl Saft ½ Zitrone		
2 EL	Kräutersalz etwas Muskat, weißer Pfeffer		

▌ Die Kartoffeln mit der Schale im Gemüsedämpfer garen. Abkühlen lassen, schälen und auf einer Gemüsereibe in dünne Scheiben schneiden. Die Zwiebel schälen und sehr fein hacken. Aus dem Öl, dem Zitronensaft und den Gewürzen ein Dressing bereiten.

▌ Eine Kartoffel mit der Gabel zerdrücken und die Gemüsebrühe unterrühren. Dann mit dem Dressing und den Zwiebeln vermischen. Die Kresse zur Hälfte untermischen und zur Hälfte über dem Salat verteilen.

Frühling

... mit Radieschen

▌ Sie fügen hinzu:
1 Bund Radieschen.
▌ Die Radieschen waschen, in dünne Stifte schneiden und unter den Kartoffelsalat mischen.

Tipp: Bereiten Sie den Kartoffelsalat abends vor. So haben Sie ein schnelles basenreiches Essen, das auch Ihren Kindern schmeckt – am besten machen Sie gleich die doppelte oder dreifache Menge auf Vorrat. Noch vollwertiger wird dieses Mittagessen, wenn es dazu noch etwas Blattsalat der Saison gibt.

Sommer

... mit Zucchini und Cocktailtomaten

▌ Sie fügen hinzu: 1 kleine Zucchini, 1 Handvoll reife Cocktailtomaten
▌ Die Zucchini waschen und grob raspeln. Die Tomaten waschen, halbieren und mit den Zucchiniraspeln unter den Kartoffelsalat mischen.

Herbst

... mit sautierten Pfifferlingen und Glattpetersilie

▌ Sie fügen hinzu: 1 Handvoll frische Pfifferlinge, 3 Stängel Glattpetersilie, etwas Kräutersalz, 2 EL Olivenöl
▌ Die Pfifferlinge mit Küchenkrepp säubern und klein schneiden. Die Petersilie waschen und klein schneiden. Die Pfifferlinge im vorsichtig erhitzten Olivenöl andünsten und würzen. Petersilie dazugeben und über dem Kartoffelsalat verteilen.

Winter (mit Säureanteil)

... mit Geflügelwiener

▌ Sie fügen hinzu:
4 kleine Geflügelwiener
▌ Den Salat nach Rezept zubereiten. Wasser erhitzen und die Wiener einige Minuten darin sieden lassen. Zum Salat servieren.

Ganzjähriges Grundrezept: rein basisch

Basensuppe mit Gemüsespaghetti

1	gerade Karotte	Piment, Liebstöckel,
1	große Kartoffel	Galgant
1	kleine Zwiebel	einige Stängel
2 EL	Sonnenblumenöl	Glattpetersilie
1 l	Gemüsebrühe (aus	
	1½ Gemüsebrühwürfeln)	

▮ Karotte und Kartoffel waschen und schälen. Erst die Karotte, dann die Kartoffel mithilfe der Gemüsespaghettimaschine zu Spiralen schneiden. Die Zwiebel schälen, fein würfeln und im Öl glasig dünsten. Mit Piment, Liebstöckel und Galgant würzen.

▮ Die Karotten- und Kartoffelspirali dazugeben, mit Gemüsebrühe auffüllen. Nach wenigen Minuten sind die Gemüse gar, denn die Gemüsespaghetti sind sehr dünn! Die Petersilie untermischen und servieren.

So macht man Gemüsespaghetti

Gemüsespaghetti sehen lustig aus und es macht Spaß, sie herzustellen. Sie benötigen hierzu eine Gemüsespaghettimaschine (unter dem Namen Spirali im Handel). Mit einer solchen Maschine wird das Gemüse mit einer Kurbel so aufgeschnitten, dass sehr lange, dünne, spaghettiartige Fäden entstehen. Durch die feine Schneidweise hat Gemüse ein verfeinertes Aroma, was sowohl in einer klaren Brühe als auch in gedünsteter Form gut zur Geltung kommt. Sie können das Gemüse natürlich auch mit einer feinen Raspel zerkleinern. Wenn Sie kein 100 % basisches Gericht kochen, können Sie z. B. dreifarbige Spaghetti aus Zucchini, Karotten und Weizenspaghetti herstellen. Gemüsespaghetti können Sie ansonsten zu Fischgerichten, Fleischgerichten, mit Reis oder mit Nudeln verzehren. Achten Sie dabei aber immer darauf, dass der Gemüseanteil mengenmäßig überwiegt.

Frühling
(rein basisch)

Basensuppe mit Selleriespaghetti und Brunnenkresse

▮ anstatt 1 Karotte: 1 kleine oder ½ Sellerieknolle (schälen und zu Spiralen schneiden)

▮ Sie fügen hinzu: 1 Handvoll frische Brunnen- oder Gartenkresse

Sommer
(mit Säureanteil)

Minestrone mit Zucchinispaghetti und Parmesan

▮ anstatt 1 Karotte: 1 große gerade Zucchini (zu Spiralen schneiden)

▮ Sie fügen zu: 2 TL geriebener Parmesan (über die fertige Suppe geben)

Herbst
(rein basisch)

Herbstliches Süppchen mit Petersilienwurzelspaghetti

▮ anstatt 1 Kartoffel: 1 große Petersilienwurzel (schälen und zu Spiralen schneiden)

▮ Sie fügen hinzu: 2 Stängel Glattpetersilie

Winter
(mit Säureanteil)

Wärmende Wintersuppe aus Steckrübenspaghetti

▮ anstatt 1 Kartoffel: 1 mittelgroße Steckrübe (schälen und zu Spiralen schneiden)

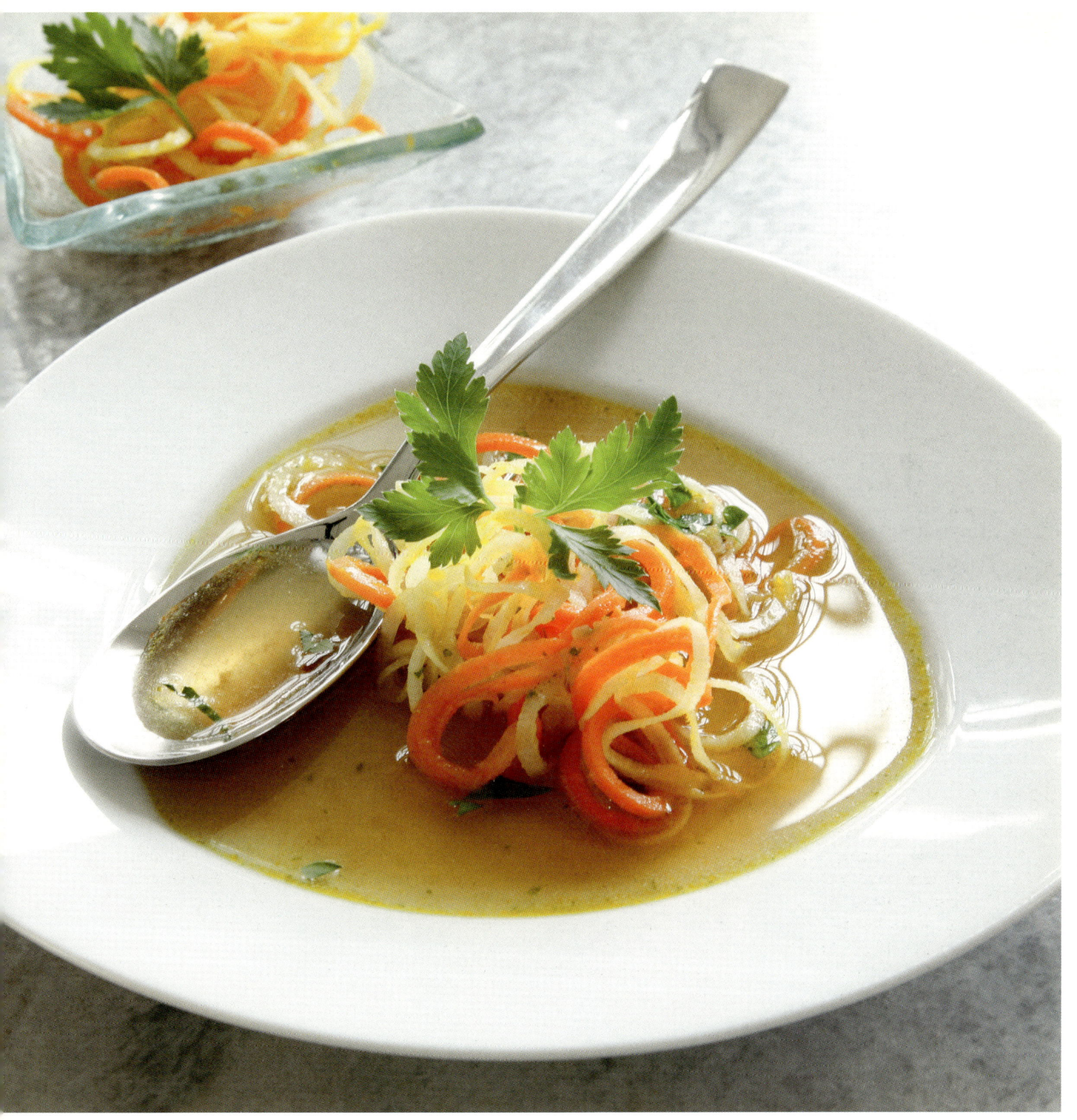

Die besten basischen Kürbissuppen im Herbst

Kürbis-Zucchini-Cremesuppe mit Petersilienwurzel

1 kleiner Hokkaidokürbis (500 g), 1 mittelgroße Zucchini, 1 große Kartoffel, 1 mittelgroße Zwiebel, 1 kleine Petersilienwurzel (wahlweise einige Stängel Glattpetersilie), 3 EL geröstetes Sesamöl (wahlweise geröstetes Kürbiskernöl), 1¾ l Gemüsebrühe (aus 1 Gemüsebrühwürfel), 3 cm Ingwer, schwarzer Pfeffer, Galgant, Kurkuma, Kreuzkümmel, 1 EL Sesamsalz

▪ Den Kürbis waschen, halbieren, die Kerne entfernen und das Kürbisfleisch würfeln. Zucchini waschen, putzen und in Stücke schneiden. Die Kartoffel waschen, schälen und in große Stücke schneiden. Die Petersilienwurzel waschen, schälen und klein würfeln.

▪ Die Zwiebel schälen, klein hacken und im Sesamöl zusammen mit den Gewürzen auf mittlerer Stufe vorsichtig andünsten. Nach wenigen Minuten etwas Wasser dazugeben, dann das Gemüse mit der Gemüsebrühe zum Kochen bringen.

▪ Ingwer schälen, klein schneiden und zur Suppe geben. Nach 10 bis 15 Min. die Suppe mit dem Zauberstab pürieren und mit den Gewürzen abschmecken.

Tipp: Die erforderliche Wassermenge richtet sich danach, ob Sie die Suppe lieber dünnflüssig oder eher sämig essen wollen. Wenn Ihnen die Suppe nach dem Pürieren zu dickflüssig ist, können Sie noch etwas Wasser dazugeben.

Kürbis-Maronen-Cremesuppe

1 kleiner Hokkaidokürbis (500 g), 2 Süßkartoffeln, 1 mittelgroße Zwiebel, 3 EL geröstetes Kürbiskernöl oder ein anderes nussiges Öl, 1¾ l Gemüsebrühe (aus 1 Gemüsebrühwürfel), 200 g vorgekochte Maronen (gibt es in vielen Supermärkten und Bioläden), 3 cm Ingwer, gemahlener schwarzer Pfeffer, Galgant, Kurkuma, Liebstöckel, 1 EL Sesamsalz

▪ Den Kürbis waschen, halbieren, die Kerne entfernen und das Kürbisfleisch würfeln. Süßkartoffeln waschen, schälen und in Stücke schneiden. Zwiebel schälen, klein hacken und im Kürbiskernöl zusammen mit den Gewürzen sehr vorsichtig andünsten – nur auf mittlerer Stufe. Nach wenigen Minuten etwas Gemüsebrühe dazugeben, dann das Gemüse mit der restlichen Gemüsebrühe zum Kochen bringen.

▪ Die Maronen in grobe Scheiben schneiden. Ingwer schälen, klein schneiden und mit den Maronen zur Suppe geben. Nach 10 bis 15 Min. die Suppe mit dem Zauberstab pürieren und mit den Gewürzen abschmecken.

Muss Kürbis geschält werden?

Die Sorten Hokkaido und Futsu black sind Kürbisse, die nicht geschält werden, weshalb Sie nur den Stielansatz und den Strunk entfernen müssen und sie dann in mittelgroße Stücke schneiden. Lediglich die Kerne werden aus dem Innern den Kürbis herausgenommen.

Die allerleckerste Kürbissuppe mit Futsu black

1 kleiner Futsu-black-Kürbis (500 g), 2 mittelgroße Kartoffeln, 1 kleine Stange Lauch, 1 mittelgroße Zwiebel, 3 cm Ingwer, frisch gemahlener schwarzer Pfeffer, Galgant, Kurkuma, Liebstöckel, 1 EL Sesamsalz, 3 EL geröstetes Kürbiskernöl, 1¾ l Gemüsebrühe (aus 1 Gemüsebrühwürfel), 8 vorgekochte Maronen (gibt es in vielen Supermärkten oder auf dem Wochenmarkt)

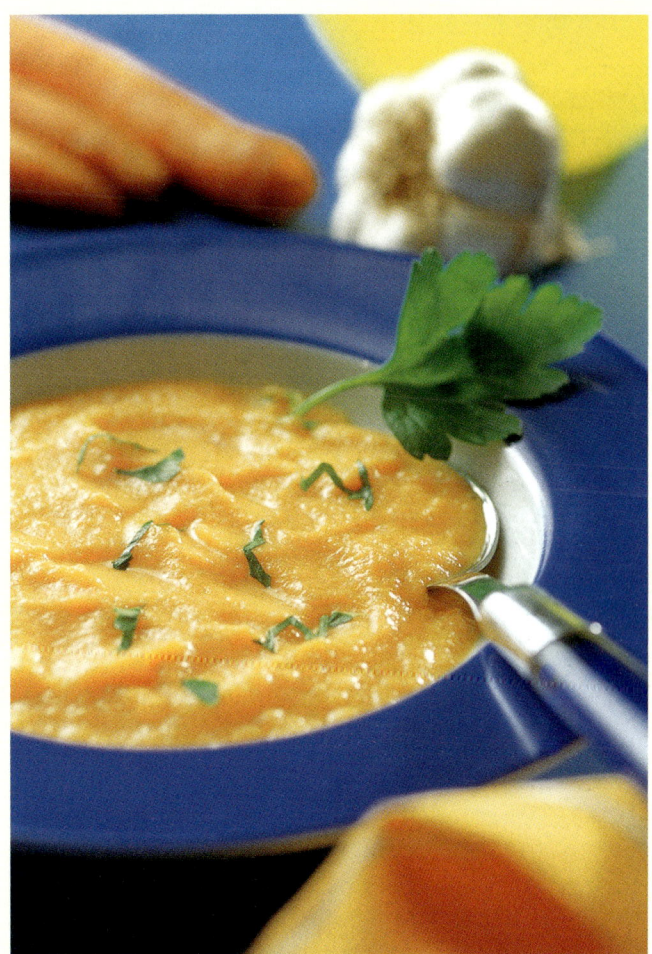

▮ Den Kürbis waschen, halbieren, die Kerne entfernen und das Kürbisfleisch würfeln. Kartoffeln waschen, schälen und in Stücke schneiden. Lauch waschen, putzen und in Stücke schneiden. Zwiebel schälen, klein hacken und im Kürbiskernöl zusammen mit den Gewürzen sehr vorsichtig andünsten – nur auf mittlerer Stufe. Nach wenigen Minuten etwas Gemüsebrühe dazugeben, dann das Gemüse mit der restlichen Gemüsebrühe zum Kochen bringen.

▮ Die Maronen in Scheiben schneiden. Ingwer schälen, klein schneiden und mit den Maronen zur Suppe geben. Nach 10 bis 15 Min. die Suppe mit dem Zauberstab pürieren und mit den Gewürzen abschmecken. Mit etwas Kürbiskernöl verziert servieren.

Tipp: Weniger basisch ist die Suppe mit Schmand – wollen Sie das wirklich? Probieren Sie die Suppe mal so – alles dran, alles drin ...!

Cremige Muskatkürbissuppe

1 mittelgroßer Muskatkürbis, 2 Süßkartoffeln, 1¾ Liter Gemüsebrühe aus einem Gemüsebrühwürfel, 2 EL Sesamsalz, etwas weißer Pfeffer, Kurkuma, einige Blätter frischer oder getrockneter Liebstöckel, einige Stängel Glattpetersilieblätter, etwas Petersilie und Schnittlauch

▮ Den Kürbis aushöhlen und das Kürbisfleisch in einen Kochtopf geben. Die Süßkartoffeln waschen, schälen, in grobe Scheiben schneiden und dazugeben. Die Gemüsebrühe, das Sesamsalz und den Pfeffer dazugeben und ca. 20 Minuten kochen lassen. Den Liebstöckel und die Glattpetersilie waschen, klein schneiden und gegen Ende der Garzeit dazugeben. Die Suppe mit dem Zauberstab pürieren.

Die besten basischen Gemüsecremesuppen

Ganzjährig

Fenchelcremesüppchen mit gerösteten Walnüssen

2 kleine Fenchelknollen, 6–8 kleine Kartoffeln, 2 EL geröstetes Sesamöl, 1 mittelgroße Zwiebel, 1 l Gemüsebrühe (aus 1 Gemüsebrühwürfel), 6–8 Walnüsse, 3 EL Sesamsalz, frisch gemahlener schwarzer Pfeffer

▪ Die Fenchelknollen waschen, die holzigen Stellen der äußeren Schale entfernen und die Fenchel halbieren. Fenchelgrün beiseite legen. Die Kartoffeln waschen, bürsten und halbieren. Die Zwiebel schälen, klein schneiden und im Öl glasig dünsten. Kartoffel- und Fenchelstücke dazugeben. Gemüsebrühe dazugeben. Mit Sesamsalz und Pfeffer würzen.

▪ Die Walnüsse knacken, klein hacken und in einer vorgewärmten Pfanne vorsichtig anrösten. Das gegarte Gemüse pürieren und die Walnüsse über die Suppe geben. Das Fenchelgrün hacken und über der fertigen Suppe verteilen.

Herbst

Austernpilzcremesüppchen mit Frühlingszwiebeln

400 g Austernpilze, 6 mittelgroße Kartoffeln, 2 Frühlingszwiebeln, 2 EL Sonnenblumenöl, weißer Pfeffer, 1 l Gemüsebrühe (aus 1 Gemüsebrühwürfel), 1 EL Sesamsalz, etwas gemahlener Ingwer, frisch geriebenes Muskat, einige Blätter Glattpetersilie

▪ Die Austernpilze falls nötig trocken säubern und in große Streifen schneiden. Kartoffeln waschen, schälen und in dicke Scheiben schneiden. Die Frühlingszwiebeln putzen, in Ringe schneiden und zusammen mit den Pilzen im Öl andünsten.

▪ Zu den Kartoffeln so viel Gemüsebrühe dazugeben, dass sie bedeckt sind. Die Gewürze dazugeben. Wenn das Gemüse gar ist, pürieren und so viel Gemüsebrühe dazugeben, dass die Suppe cremig ist. Die Glattpetersilie waschen, klein schneiden und über die Suppe streuen.

Frühling/Sommer

Blumenkohlcremesuppe

1 mittelgroßer Blumenkohl, 2 mittelgroße Kartoffeln, 1 Karotte, 1 Zwiebel, 2 EL Sesamöl, 1 l Gemüsebrühe (aus 1 Gemüsebrühwürfel), frisch gemahlener weißer Pfeffer, etwas Liebstöckel, 1 EL Sesamsalz, Glattpetersilie

▪ Den Blumenkohl putzen, waschen und in kleine Röschen teilen. Die Kartoffeln waschen, schälen und in Viertel schneiden. Die Karotte mit der Gemüsebürste säubern, schälen und in Stücke schneiden. Die Zwiebel pellen, klein schneiden und im Öl glasig dünsten. Mit Liebstöckel, Pfeffer und Sesamsalz würzen.

▪ Blumenkohl, Kartoffeln und Karotten zu den Zwiebeln geben und mit ⅔ der Gemüsebrühe bedecken. Wenn das Gemüse gar ist, alles pürieren, bis eine cremige Suppe entsteht. Petersilie waschen, klein schneiden und über die Suppe geben.

Winter

Petersilienwurzelsüppchen mit sautierten Steinchampignons

3 große Petersilienwurzeln, 2 große Kartoffeln, 1 l Gemüsebrühe (aus ½ Gemüsebrühwürfel), etwas Liebstöckel, frisch gemahlener schwarzer Pfeffer, Galgant, Koriander, 10 kleine Steinchampignons, 1 kleine Zwiebel, 1–2 EL Sonnenblumenöl, frische Glattpetersilie

▪ Petersilienwurzeln waschen, schälen und in Stücke schneiden. Kartoffeln waschen, schälen und würfeln. Gemüsebrühe erhitzen, Petersilienwurzel- und Kartoffelstücke dazugeben. Die Gewürze dazugeben und etwa 10 bis 15 Min. kochen lassen.

▪ Steinchampignons mit Küchenkrepp säubern und in kleine Scheiben schneiden. Zwiebel schälen, klein würfeln und im Öl mit den Pilzen andünsten. Petersilie waschen, sehr fein schneiden und nach kurzer Zeit dazugeben. Suppe pürieren und die sautierten Pilze über die Suppe geben.

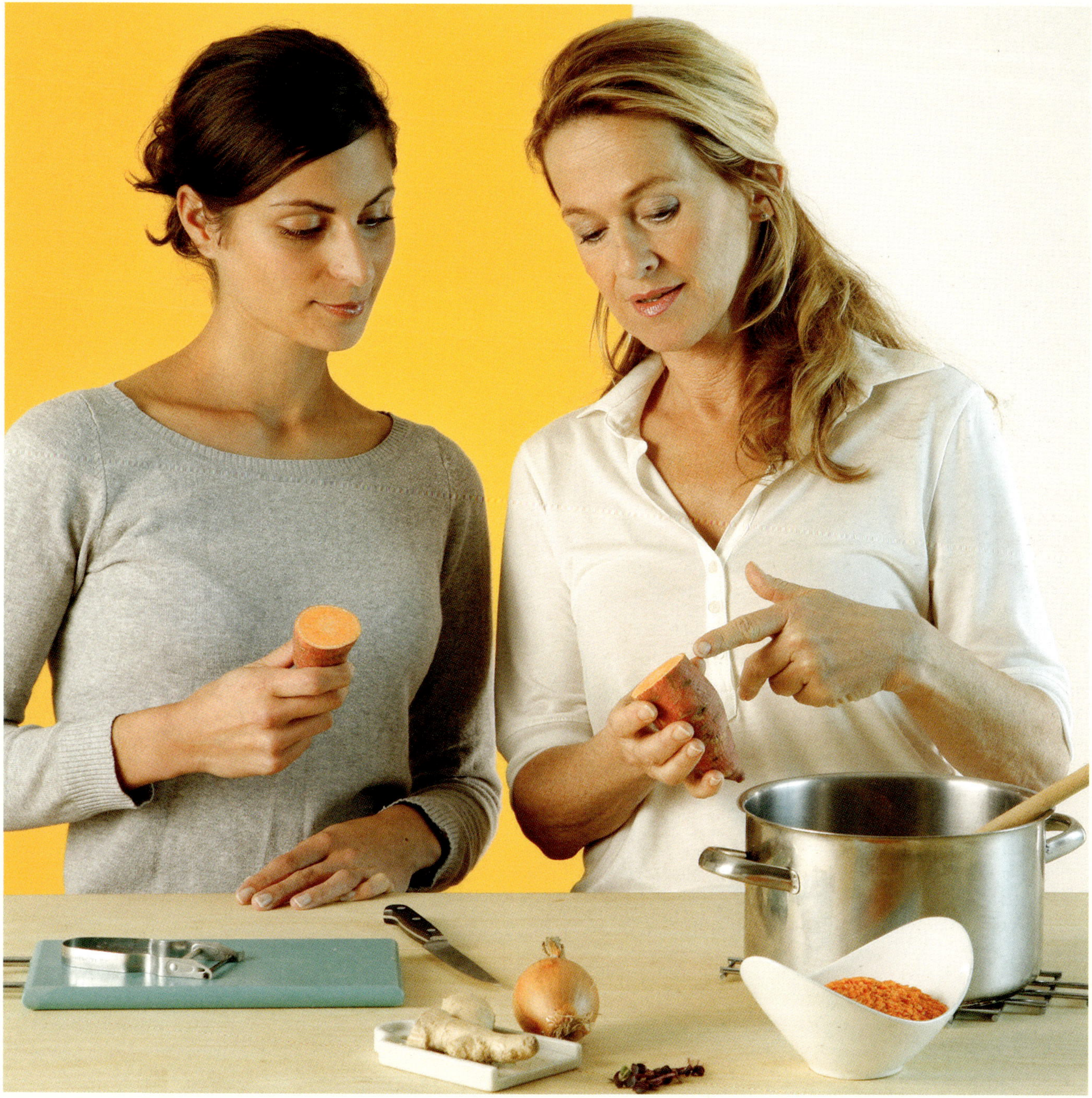

Warme Gerichte mit Gemüse

Unabhängig davon, ob Sie Basenbildner aus konventionellem oder aus Bioanbau verwenden: Achten Sie darauf, die Lebensmittel optimal zu lagern und schonend zu verarbeiten, dass die darin enthaltenen Vitalstoffe weitgehend erhalten bleiben.

Was den Vitalstoffgehalt vermindert:

- konventioneller Anbau von Obst und Gemüse (Monokultur)
- unsachgemäße Lagerung (zu warm, nicht dunkel)
- industrielle Verarbeitung von Lebensmitteln
- Braten, Kochen, Garen – auch Tiefkühlen bis zu einem gewissen Grad
- Verwendung von unreifem Obst und Gemüse

Wenn Sie ganz sicher gehen wollen, dass Nahrungsmittel keine Vitalstoffe verlieren, dann müssten Sie alles ganz frisch, roh, sehr reif und damit saisonal verzehren – so weit die Theorie. Es gibt einige Menschen, die sich der Rohkost verschrieben haben, diese auch vertragen und damit sehr gesund und fit sind. Es gibt leider eine große Anzahl an Menschen, die eben nur bedingt oder keine Rohkost vertragen und damit vorsichtig umgehen sollten. Was Sie jedoch tun können, ist, nur reifes und saisonales Obst und Gemüse zu verwenden und stets frisch zuzubereiten. Damit haben Sie sehr viel getan, um die Vitalstoffe zu erhalten.

Achten Sie darauf, Gemüse schonend zuzubereiten. Erhitzen führt immer zu einem mehr oder weniger stark ausgeprägten Vitalstoffverlust. Braten und langes Kochen, bis das Gemüse weich und zerkocht ist, sind die sichersten Vitalstoffkiller. Die Verluste reichen bis zu 45 % (lt. Deutsche Gesellschaft für Ernährung). Es kommt dabei auch darauf an, ob Sie Gemüse ganz garen oder ob Sie es vor dem Garen klein schneiden. Je kleiner das Gemüse geschnitten ist, umso höher ist der Vitalstoffverlust. Auch die Zugabe von Salz führt zu einem höheren Verlust von Mineralien.

So erhalten Sie Vitalstoffe

- Schneiden Sie die Gemüse nicht zu klein.
- Vermeiden Sie langes Wässern.
- Geben Sie Salz erst nach dem Erhitzen dazu.
- Garen Sie Gemüse im Gemüsedämpfer oder dünsten Sie es nur kurz an.
- Kaufen Sie Gemüse stets frisch und vermeiden Sie lange Lagerzeiten. Ausnahmen: Kartoffeln, Karotten und andere Wintergemüse sind Lagergemüse – müssen aber sachgerecht gelagert werden.
- Lagern Sie Obst und Gemüse mit lichtempfindlichen Substanzen wie Vitamin C im Dunkeln (Zitrusfrüchte, Paprika).

Schonend garen mit dem Gemüsedämpfer

Wenn Sie Gemüse in Wasser kochen und dazu noch Gewürze geben, werden die Mineralien aus dem Gemüse ausgeschwemmt und befinden sich am Ende im Kochwasser, das meist weggeschüttet wird. Das Gemüse schmeckt fad, so dass es kräftig nachgewürzt werden muss. Die gesündeste Art, Gemüse zu garen, ist mit dem Gemüsedämpfer. Es handelt sich dabei um ein Topf-im-Topf-System, bei dem der innere Topf eigentlich ein Sieb ist, in das man das Gemüse legt. In den eigentlichen Topf füllt man Wasser, das man erhitzt, so dass das Gemüse über dem Wasser im Wasserdampf gegart wird. Besser geht es nicht. Das Schöne an diesem Verfahren: Es geht blitzschnell, denn Sie müssen nur ganz wenig Wasser zum Kochen bringen.

Verwechseln Sie den Gemüsedämpfer nicht mit dem Schnellkochtopf – ein Gemüsedämpfer arbeitet völlig ohne Druck, nur mit Wasserdampf. Gemüsedämpfer gibt es auch aus Bambus und als einzelne Geräte, die wie Kochplatten mit Strom arbeiten. Seit einigen Jahren werden sie auch als Einbaugeräte angeboten. Mit ihnen lassen sich auch Fleisch oder Fisch dämpfen. Wenn Sie sich erst einmal nicht in Unkosten stürzen wollen, ist die preiswerte Variante ein faltbares Sieb, das Sie in jeden Kochtopf hängen können und ihn damit zum Gemüsedämpfer umfunktionieren.

Gemüse al dente dämpfen: Geben Sie die Gemüsesorten, die Sie garen möchten, geschält, ungeschält, grob oder fein geschnitten in das Sieb und hängen Sie es in den Kochtopf. Der Kochtopf muss mit dem Deckel verschlossen werden, damit der Dampf drin bleibt. Wenn das Wasser zu kochen beginnt, steigt der Wasserdampf nach oben, gart das Gemüse und erhält dabei weitgehend die Vitalstoffe.

Sie werden sehen, dass es bei dieser Garmethode weitgehend seine Farbe behält und viel besser schmeckt. Wenn Sie Gemüse mit starkem Eigengeschmack wie Fenchel, Petersilienwurzeln oder Rote Bete verwenden, müssen Sie nur ganz wenig würzen. Mit dem Gemüsedämpfer erhalten Sie sich die natürlichen Vitalstoffe weitgehend. Und: Es geht genauso schnell wie andere Garmethoden. In wenigen Minuten ist das Gemüse essfertig. Gemüsedämpfer gibt es in allen Kaufhäusern und Haushaltsgeschäften.

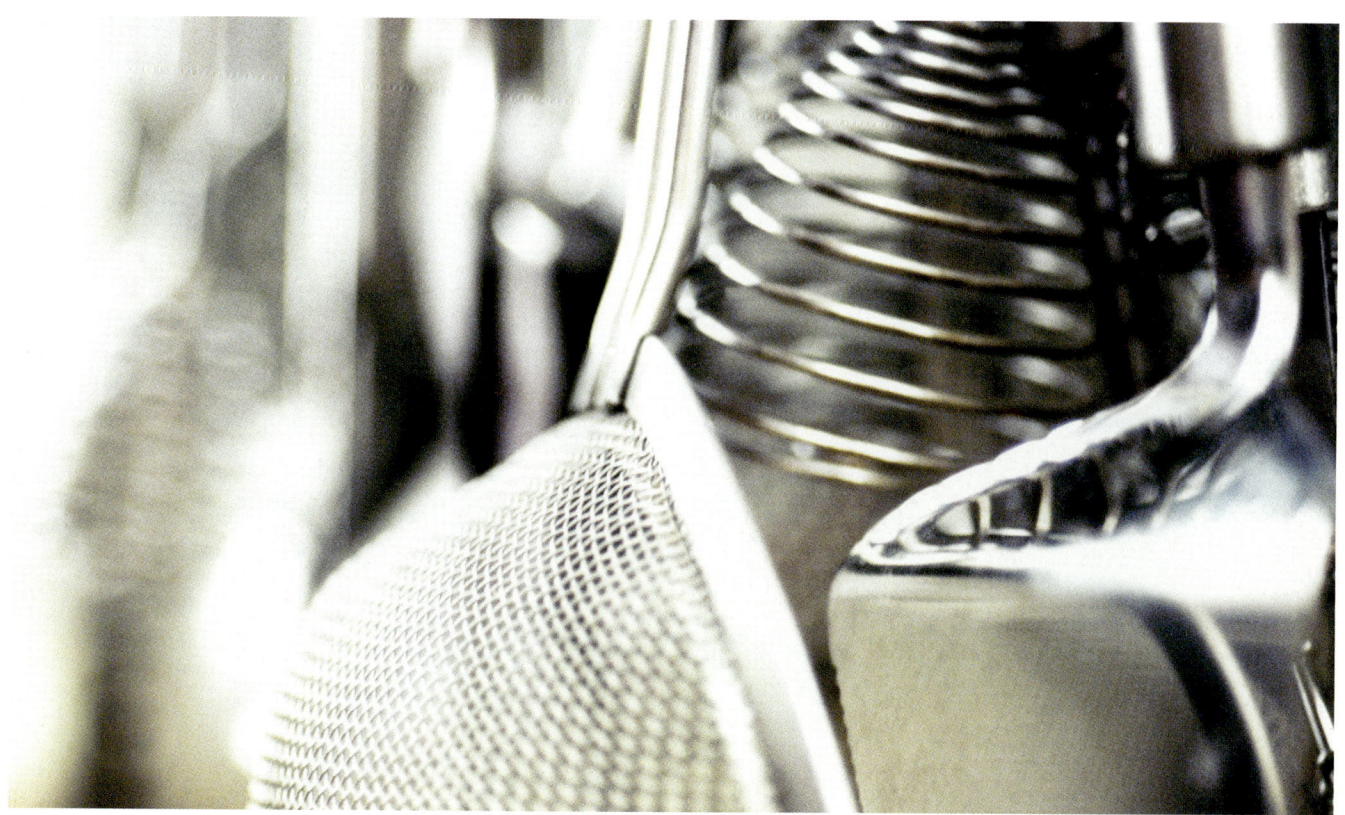

Die besten Kartoffelgerichte mit Kräutern

Schwenkkartoffeln mit frischen Kräutern (rein basisch)

10 mittelgroße Kartoffeln, 1 Handvoll frischer Kräuter – am besten ein Bund mit Wildkräutern, 2 EL Sonnenblumenöl, 1 EL Kräutersalz, frisch gemahlener schwarzer Pfeffer

▌ Die Kartoffeln waschen, schälen, in Schnitze schneiden und im Gemüsedämpfer garen. Die Kräuter waschen und klein hacken. Das Öl vorsichtig erhitzen und die Kartoffeln darin schwenken. Mit Kräutersalz und Pfeffer würzen und servieren.

Tipp: Dieses Rezept schmeckt auch lecker, wenn Sie die Kartoffeln in etwas Butter schwenken. Nicht ganz so gesund, aber immer noch recht basisch!

Pellkartoffeln mit Wildkräuterquark (mit Säureanteil)

10 mittelgroße Kartoffeln, ½ Bund Wildkräuter, 250 g Quark (40%), 1 EL Sesamsalz, 1 TL Schwarzkümmelsamen, frisch gemahlener schwarzer Pfeffer, ½ Schälchen Kresse

▌ Die Kartoffeln waschen, schälen und mit der Schale im Gemüsedämpfer garen. Die Wildkräuter waschen und fein hacken. Den Quark mit dem Sesamsalz würzen. Die Schwarzkümmelsamen dazugeben und den Pfeffer darübergeben. Die Kräuter unter die Quarkmasse geben und durchziehen lassen. Mit Kresse bestreuen und servieren.

Tipp: Stellen Sie davon eine doppelte Portion her – dieser Quark schmeckt auch am nächsten Tag im Büro – auch mal auf einer Scheibe Vollkornbrot. Geben Sie etwas frische Kresse darüber oder einige Radieschensprossen und schon sind Ihnen Vitamine und Basen trotz Zeitmangel sicher.

Kartoffelvielfalt

Weltweit gibt es ungefähr 2000 verschiedene Kartoffelsorten, und in Deutschland werden etwa 120 verschiedene Sorten angebaut. Schauen Sie doch beim nächsten Einkauf mal genau auf die Etiketten. Oder noch besser: auf dem Wochenmarkt werden meist gleich mehrere Sorten angeboten. Und fragen Sie doch mal bei Ihrem Bio-Bauern nach, welche Sorten er anbaut. Unter www.kartoffelvielfalt.de finden Sie alle Informationen über Kartoffeln und deren Eigenschaften, und Sie haben sogar die Möglichkeit im Onlineshop Speise- und Pflanzkartoffeln zu bestellen, z. B. die Sorten La Bonnotte, Roseval, Rode Erstling, Emma, Fringilla, Sieglinde oder Blaue Elise. Die Kartoffelknolle wird in drei verschiedene Kochtypen eingeteilt:

Festkochend: Die Schale platzt beim Kochen meist nicht auf, die gekochten Kartoffeln lassen sich gut schneiden. Festkochende Kartoffelsorten sind beispielsweise gut geeignet für Kartoffelsalat, Bratkartoffeln und Kartoffelgratins. Festkochende Sorten sind Princess, Sieglinde, Simone, Nicola, Linda, Selma, Cilena.

Vorwiegend festkochend: Mittelfeste bis weiche Knollen, geeignet für Salzkartoffeln, Pellkartoffeln und Bratkartoffeln. Vorwiegend festkochende Sorten sind Agria, Satina, Secura, Granola.

Mehlig kochend: Die Schale platzt beim Kochen auf. Mehlig kochende Kartoffeln werden für Püree, Suppen oder Klöße und als Folienkartoffel verwendet. Mehlig kochende Sorten sind Aula, Irmgard, Karlena, Likaria.

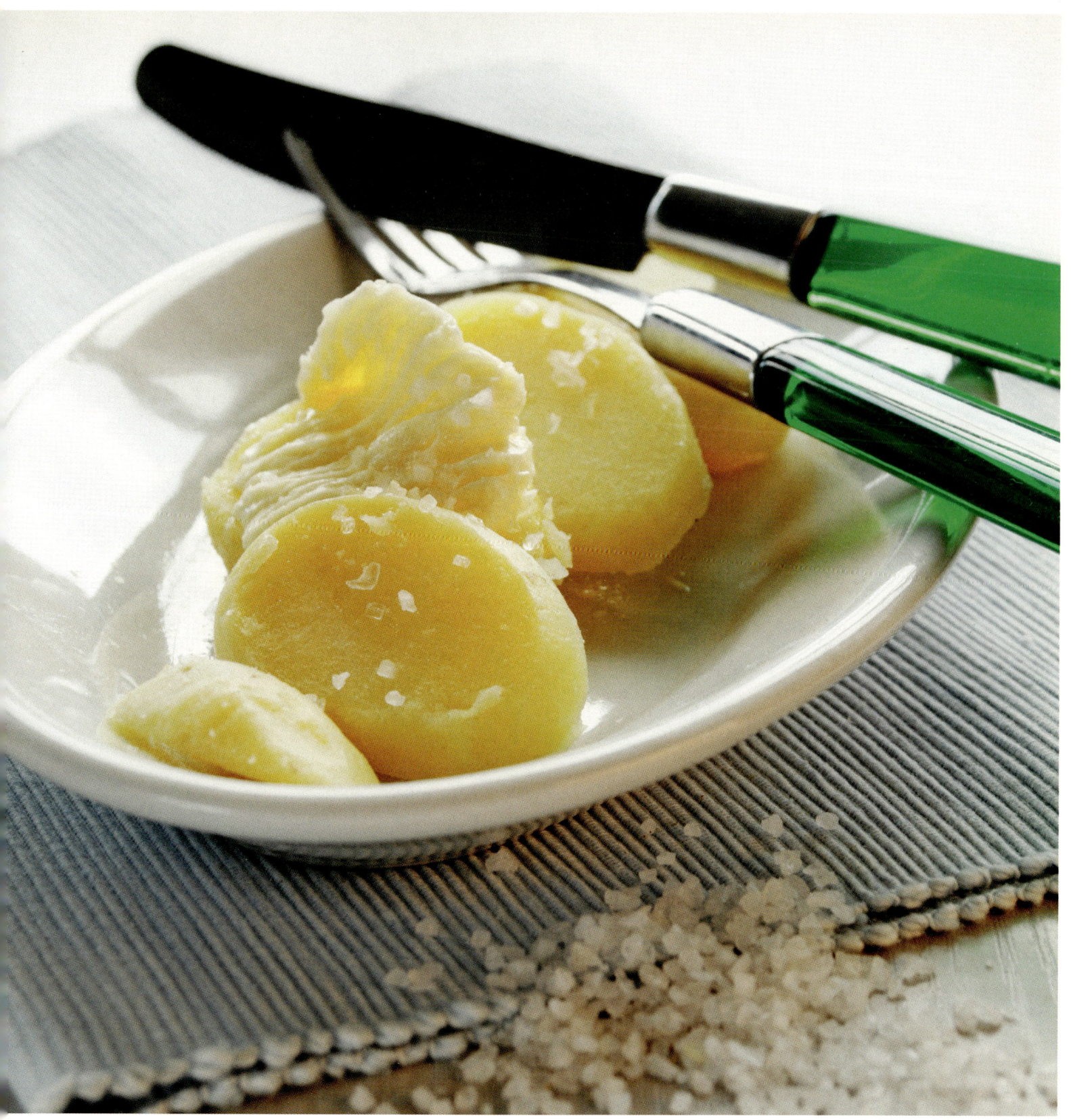

Ganzjähriges Grundrezept: rein basisch

Kartoffel-Sesam-Gemüse

8	mittelgroße Kartoffeln
4 TL	Sesam
2 TL	Sesamsalz
3 EL	gehackte Kräuter (Glattpetersilie, Schnittlauch) frisch gemahlener schwarzer Pfeffer
3 EL	Olivenöl

▌ Die Kartoffeln waschen, schälen und in kleine Stifte schneiden. Im Gemüsedämpfer etwa 10 Min. dämpfen. Sesam und Sesamsalz, gehackte Kräuter und Olivenöl vermengen und unter die gegarten Kartoffeln mischen.

Frühling (mit Säureanteil)

Staudensellerie-Sesam-Gemüse mit Oliven und Parmesan

▌ anstatt Kartoffeln: 1 mittelgroße Staudensellerie
▌ Sie fügen hinzu: 1 Handvoll schwarze ungefärbte Oliven und 3 TL geriebener Parmesan
▌ Sellerie putzen; in kleine Stifte schneiden und im Gemüsedämpfer gar dämpfen. Oliven, Kräuter, Sesam, Sesamsalz und Olivenöl untermischen und das Gemüse mit Parmesan bestreuen.

Sommer (mit Säureanteil)

Auberginen-Sesam-Gemüse mit Mozzarella und Kirschtomaten

▌ anstatt Kartoffeln: 2 kleine Auberginen
▌ Sie fügen hinzu: 2 Büffelmozzarella, 1 Handvoll reife Kirschtomaten
▌ Auberginen in Stifte schneiden und im Gemüsedämpfer gar dämpfen. Mozzarella in kleine Würfel schneiden. Die Kirschtomaten waschen, halbieren und mit Olivenöl, den Kräutern, Sesam- und Sesamsalz sowie dem Käse zum fertigen Gemüse geben und noch wenige Minuten leicht erwärmen, bis der Käse schmilzt.

Herbst (mit Säureanteil)

Kohlrabi-Sesam-Gemüse mit Saiblingfilets

▌ anstatt Kartoffeln: 3 mittelgroße Kohlrabi und 1 Karotte
▌ Sie fügen hinzu: 2 kleine Saiblingfilets (je 100 g), 2 EL Rapsöl, 1 Pr. Fleur de Sel, 1 Pr. weißer Pfeffer
▌ Kohlrabi und Karotte schälen, stifteln und im Gemüsedämpfer gar dämpfen. Kräuter, Olivenöl, Sesam und Sesamsalz untermischen. Die Saiblingfilets waschen, abtupfen und mit weißem Pfeffer würzen. Den Fisch von beiden Seiten etwa 4 Min. vorsichtig anbraten, mit Fleur de Sel und Pfeffer bestreuen.

Winter (mit Säureanteil)

Wirsing-Sesam-Gemüse mit Lammfilets

▌ anstatt Kartoffeln: 1 kleinen oder ½ Kopf Wirsing
▌ Sie fügen hinzu: 2 kleine Lammfilets (je 100 Gramm), 2 EL Olivenöl, etwas frisch gemahlener schwarzer Pfeffer, 1 Pr. Fleur de Sel, etwas Rosmarin
▌ Wirsingblätter ablösen, waschen, übereinanderlegen, in feine Streifen schneiden und im Gemüsedämpfer gar dämpfen. Kräuter, Olivenöl, Sesam und Sesamsalz untermischen. Die Lammfilets mit Pfeffer, Fleur de Sel und klein gezupftem Rosmarin einreiben und im Olivenöl vorsichtig von beiden Seiten rosa anbraten.

Die besten Rote-Bete-Rezepte

Rote-Bete-Cappuccino mit Meerrettich-Süßkartoffel-Schaum und Räucherlachs (mit Säureanteil)

¼ Süßkartoffel, 250 g vorgekochte Rote Bete (in vielen Supermärkten und Biomärkten), ½ TL frisch geriebener Meerrettich, frisch gemahlener Pfeffer, etwas Kräutersalz, etwas frische Kresse, 50 g Bio-Räucherlachs, 2 Scheiben Toastbrot

▌ Die Süßkartoffel abkochen (zusammen mit einem anderen Süßkartoffel-Gericht). Die Rote Bete mit dem Zauberstab pürieren und langsam 200 ml Wasser dazugeben, bis die Rote Bete eine flüssige Konsistenz hat. Die Rote Bete in einem Topf erhitzen.

▌ Die Süßkartoffel vierteln und ¼ mit der Gabel zerdrücken und mit dem Meerrettich vermischen. So lange vorsichtig Wasser dazugeben und mit dem Milchaufschäumer schaumig schlagen, bis die Konsistenz sahnig ist.

▌ Die Rote Bete würzen, in eine Kaffeetasse füllen und den Meerrettichschaum darübergeben. Mit etwas Kresse verzieren und den Lachsstreifen sowie Toast servieren.

Tipp: Geben Sie nur langsam Wasser zur Roten Bete, da sie selbst viel Wasser enthält.

Carpaccio von Roter Bete (rein basisch)

1 große vorgekochte Rote Bete, 2 EL Olivenöl, 2 EL Zitronensaft, 1 EL Sesamsalz, frisch gemahlener schwarzer Pfeffer, ½ Schälchen Kresse

▌ Die Rote Bete mit einem Gemüse- oder Trüffelhobel in sehr dünne Scheiben hobeln. Die dünnen Scheiben auf einen großen Teller oder auf einer runden Platte fächerförmig auslegen.

▌ Aus dem Öl, dem Zitronensaft und den Gewürzen eine Marinade herstellen. Die Marinade über die Rote-Bete-Scheiben mit einem Löffel gleichmäßig verteilen und mit der Kresse verzieren.

Borschtsch (rein basisch)

2 große Kartoffeln, 2 mittelgroße Rote Bete, 1 l Gemüsebrühe (aus 1 ½ Gemüsebrühwürfel), 1 kleiner Weißkohl, 1 Zwiebel, 3 EL Rapsöl, etwas schwarzer Pfeffer, 2 EL Sesamsalz, etwas Piment, etwas Liebstöckel, etwas gemahlener Bockshornklee

▌ Die Kartoffeln und die Rote Bete waschen, schälen, in kleine Würfel oder Scheiben schneiden und in der Gemüsebrühe zum Kochen bringen. Den Weißkohl waschen, den Strunk herausnehmen und in dünne Streifen schneiden. Die Zwiebel schälen und fein würfeln.

▌ Das Öl erhitzen und die Zwiebelwürfel zusammen mit den Gewürzen und den Weißkohlstreifen andünsten und nach wenigen Minuten zu der Kartoffel-Rote-Bete-Mischung geben. Alles 20 Min. köcheln lassen.

Tipp: Borschtsch ist eine russische Gemüsesuppe in vielen Varianten. Je nach Jahreszeit finden andere Gemüse dafür Verwendung. Wenn der Borschtsch nicht ganz basisch sein soll, können Sie auch einen Löffel Schmand hineingeben.

Rote-Bete-Rohkost mit Crème fraîche (mit Säureanteil)

1 mittelgroße Rote Bete, 1 Braeburn- oder Elstar-Apfel (bio), 1 EL Sesamsalz, 2 EL Crème fraîche oder Naturjoghurt

▌ Die Rote Bete waschen, schälen und fein raspeln, den Apfel waschen und samt Schale raspeln. Das Sesamsalz daruntermischen, die Rohkost in zwei Schälchen geben und jede Portion mit 1 EL Crème fraîche versehen.

Grundrezept: rein basisch

Buntes Sommergemüse

1	mittelgroße Zucchini
10	reife Kirschtomaten
1	mittelgroße Zwiebel
3 EL	Olivenöl
1	Handvoll schwarze ungefärbte Oliven
	einige Blätter Basilikum
	Kräutersalz
	frisch gemahlener schwarzer Pfeffer

▌ Die Zucchini waschen, putzen und in dünne Steifen schneiden. Die Tomaten waschen und halbieren, evtl. Stielansätze entfernen. Die Zwiebel schälen und klein schneiden. Zwiebel und Zucchini mit dem Kräutersalz und dem Pfeffer im Olivenöl andünsten. Mit etwas Wasser ablöschen und etwa 10 Min. garen lassen. Die Tomaten wenige Minuten mitdünsten, die Oliven halbieren und dazugeben.

Variante (mit Säureanteil)

... mit Hirsenudeln

250 g Hirsenudeln (Reformhaus, Bioladen), etwas Meersalz

▌ Das bunte Sommergemüse nach Rezept zubereiten.

▌ Hirsenudeln nach Packungsanweisung in Salzwasser kochen. Zusammen mit dem bunten Sommergemüse servieren.

Tipp: Wenn Sie das bunte Sommergemüse ohne Nudeln, Gnocchi oder Fisch essen, dann stimmen die angegeben Mengen. Wenn Sie hingegen eine Beilage mit Säureanteil dazu essen, reduzieren Sie die Mengen.

Variante (mit Säureanteil)

... mit Gnocchi

250 g Gnocchi (möglichst aus dem Bioladen), etwas Meersalz

▌ Das bunte Sommergemüse nach Rezept zubereiten.

▌ Gnocchi nach Packungsanweisung in Salzwasser kochen. Zusammen mit dem bunten Sommergemüse servieren.

Variante (mit Säureanteil)

... mit Polentaschnittchen

einige Stängel Glattpetersilie, 250 g Maisgrieß für Polenta, ½ l Gemüsebrühe (aus 1 Gemüsebrühwürfel), 2 EL Rapsöl

▌ Das bunte Sommergemüse nach Rezept zubereiten.

▌ Petersilie waschen und klein schneiden. Maisgrieß und Petersilie in die kochende Brühe geben und 5 Min. auf niedriger Stufe kochen lassen, von der Kochstelle nehmen und 20 Min. nachquellen lassen. Polenta in eine eckige Form streichen – Höhe etwa 1,5 bis 2 cm – und, sobald sie erkaltet ist, in Rauten oder Rechtecke schneiden. Im Öl von beiden Seiten kurz anbraten.

Variante (mit Säureanteil)

... mit Saiblingfilets

2 Saiblingfilets (je 100 g) oder 1 großes (200 g), 2 EL Rapsöl, etwas Fleur de Sel, etwas Zitronenpfeffer

▌ Das bunte Sommergemüse nach Rezept zubereiten.

▌ Die Saiblingfilets abwaschen, abtupfen, mit etwas Zitronenpfeffer würzen und von beiden Seiten etwa 4 Min. vorsichtig im Öl anbraten. Die Saiblingfilets mit Fleur de Sel bestreuen und auf dem Sommergemüse servieren.

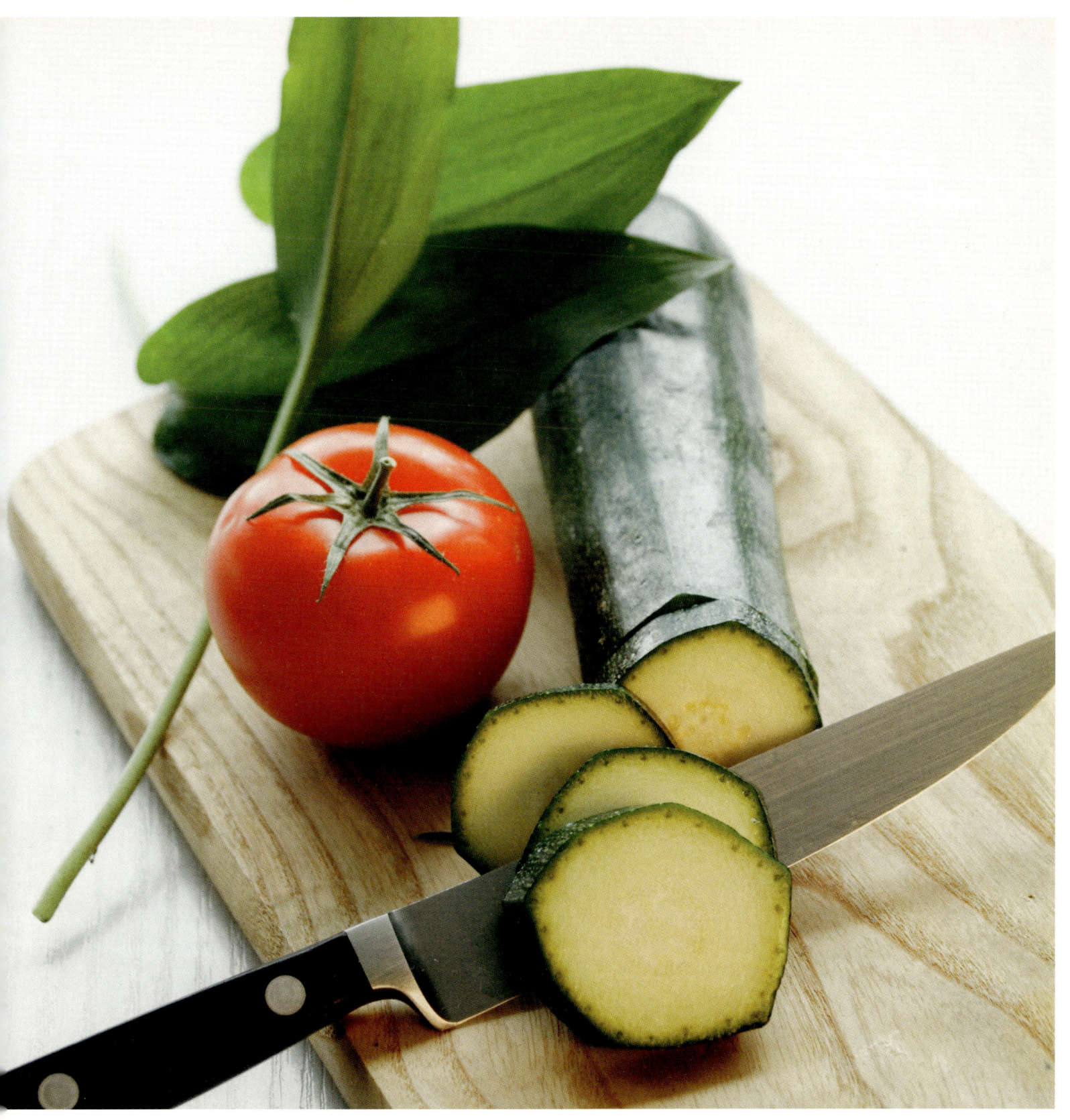

Die besten Pilzrezepte

Ganzjährig (mit Säureanteil)

Austernpilzragout mit Basmatireis

1 Tasse Vollkorn-Basmatireis, 1 Frühlingszwiebel, 1 mittelgroße Karotte, 160 g Austernpilze, Meersalz, 2 EL Sesamöl, schwarzer Pfeffer, Kurkuma, 1 Pr. gemahlener Ingwer, 1 TL Schwarzkümmel, 1 Tasse Gemüsebrühe (aus ¼ Gemüsebrühwürfel), 1 EL Bio-Sojasauce

- Den Reis nach Packungsanweisung garen. Frühlingszwiebel waschen und klein hacken. Karotte mit der Gemüsebürste reinigen, schälen und in sehr feine Streifen schneiden. Austernpilze mit Küchenkrepp säubern und in Streifen schneiden.
- Die Zwiebel im Öl glasig dünsten, Gewürze und Pilze unter Rühren dazugeben. Unter ständigem Rühren die Karotten dazugeben. Mit Gemüsebrühe ablöschen und etwa 20 Min. dünsten. Die Sojasauce unterrühren.

Frühling (mit Säureanteil)

Morchelragout mit Tofu

- anstatt Austernpilze: 160 g frische oder getrocknete Morcheln
- Sie fügen hinzu: 100 g Tofu
- Sie lassen weg: Reis, Sojasauce
- Getrocknete Morcheln in Wasser einweichen. Das Morchelragout wie das Austernpilzragout zubereiten. Tofu abtropfen lassen, in kleine Streifen schneiden und gegen Ende der Garzeit zum Pilzragout geben.

Sommer (mit Säureanteil)

Igel-Stachelbart mit Kirschtomaten und Parmesan

250 g Igel-Stachelbart, 1 Handvoll reife Kirschtomaten, einige Blätter Basilikum, 2 EL Olivenöl, etwas Kräutersalz, 1 EL frisch geriebener Parmesan

- Den Igel-Stachelbart falls nötig mit Küchenkrepp säubern und in etwa 2 cm dicke Scheiben schneiden. Die Tomaten waschen und halbieren. Die Basilikumblätter waschen und klein schneiden. Die Pilze vorsichtig im Öl andünsten. Würzen, Tomaten und Basilikum dazugeben. Mit Parmesan bestreut servieren.

Tipp: Igel-Stachelbart ist ein Zuchtpilz, den es ganzjährig in gut sortierten Geschäften oder auf Wochenmärkten gibt.

Herbst (mit Säureanteil)

Quinotto mit Steinpilzen

250 g Quinoa, 750 ml Gemüsebrühe (aus 2 Gemüsebrühwürfeln), 2 Stängel Glattpetersilie, 1 mittelgroße Karotte, 1 kleine Schalotte, Kerbel, Schnittlauch, 2–3 mittelgroße Steinpilze, 2 EL Sonnenblumenöl

- Quinoa in 500 ml Gemüsebrühe 10 Min. garen und 10 bis 15 Min. nachquellen lassen. Die Petersilie waschen, hacken und gegen Ende der Garzeit dazugeben. Die Karotte mit der Gemüsebürste säubern und in sehr feine Stifte schneiden.
- Die Schalotte schälen und klein hacken. Die Kräuter waschen und klein schneiden. Pilze mit Küchenkrepp abreiben, fein schneiden und mit der Schalotte und der Karotte 3–4 Min. im Öl anbraten. So viel Gemüsebrühe wie nötig und die Kräuter dazugeben und unter das Quinotto mischen.

Winter (mit Säureanteil)

Champignon-Zwiebel-Gemüse mit Crème fraîche

6 mittelgroße Zwiebeln, 20 kleine Champignons, 2 EL Sesamöl, Fleur de Sel, etwas schwarzer Pfeffer, 2 EL Crème fraîche

- Die Zwiebeln schälen und klein schneiden, die Champignons mit Küchenkrepp abreiben und in kleine Scheiben schneiden. Die Zwiebeln und Champignons im heißen Öl ca. 8 Min. andünsten. Danach die Gewürze und Crème fraîche untermischen.

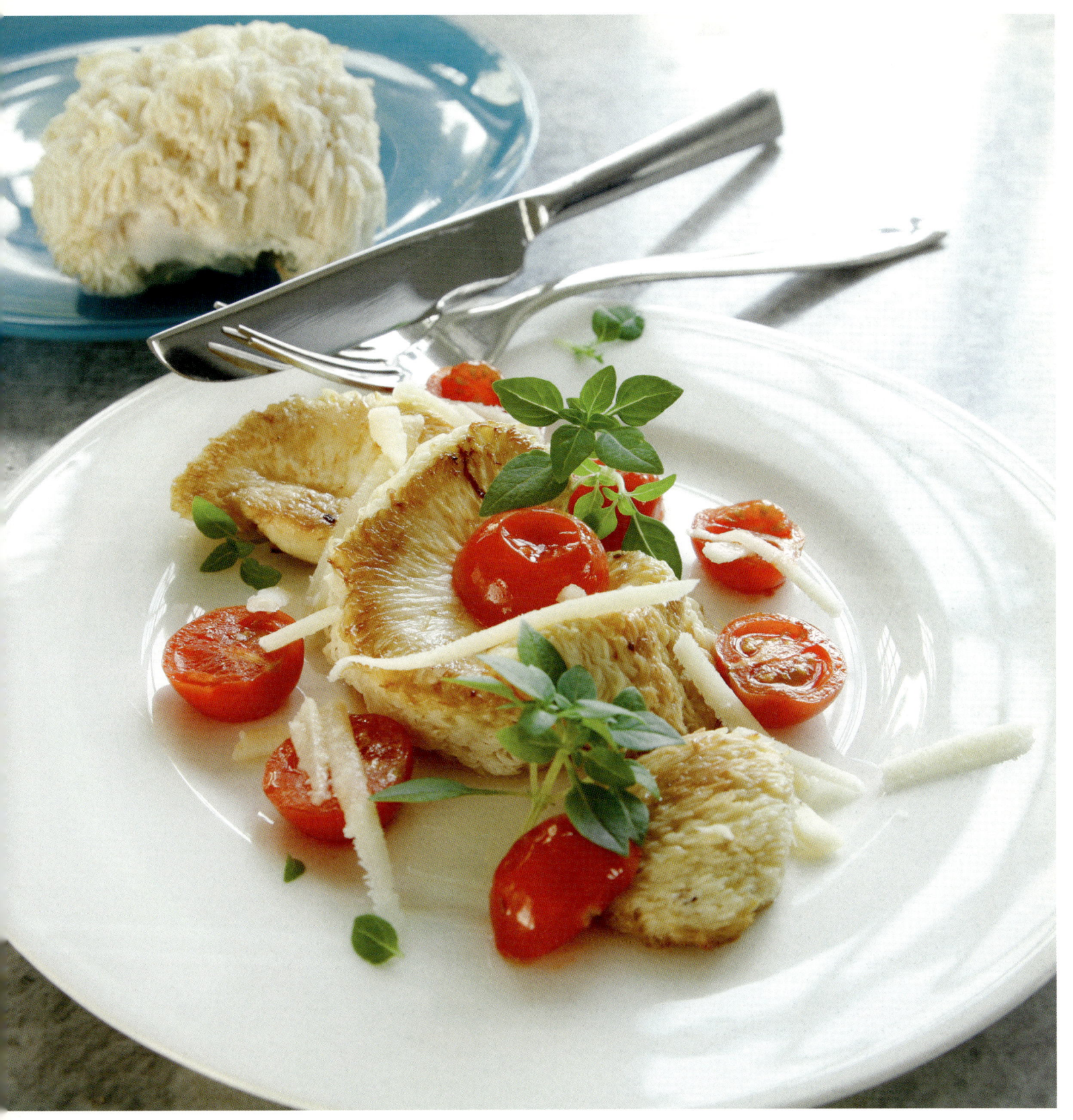

Grundrezept: rein basisch

Karottenspaghetti mit Spinat

3	gerade mittelgroße Karotten
2	Hände voll junger Spinat
1	Frühlingszwiebel
2 EL	Olivenöl
½	Tasse Gemüsebrühe
1 TL	Kräuter der Provence
	frisch gemahlener gemischter Pfeffer

▪ Die Karotten waschen, mit der Gemüsebürste abbürsten und mit der Gemüsespaghettimaschine zu Spaghetti verarbeiten. Spinat waschen und abtropfen lassen.

▪ Die Frühlingszwiebel klein schneiden und im Öl glasig rühren. Karottenspaghetti dazugeben und unter ständigem Rühren dünsten. Nach einigen Minuten den Spinat dazugeben. Die Gemüsebrühe unterrühren und mit den Gewürzen abschmecken.

Frühling (mit Säureanteil)

Kohlrabispaghetti mit Lammfilet

1 großer Kohlrabi, 1 kleine Zwiebel, 2 EL Sesamöl, 1 EL Sesamsalz, 1 Schälchen Gartenkresse, 2 kleine Lammfilets (je 100 g), 2 EL Olivenöl, Kräutersalz, gemahlener Pfeffer, 1 TL Kräuter der Provence, 1 kleiner Zweig Rosmarin

▪ Kohlrabi waschen, schälen und zu Spaghetti verarbeiten. Zwiebel würfeln und im Öl glasig dünsten. Kohlrabispaghetti und Sesamsalz dazugeben und kurz garen. Die Kresse abschneiden und über den Spaghetti verteilen. Das Fleisch mit Pfeffer, Kräutersalz und den Kräutern der Provence einreiben. Mit dem Rosmarin im Olivenöl rosa anbraten.

Sommer (mit Säureanteil)

Zucchinispaghetti mit Kirschtomaten und Putenschnitzel

2 gerade Zucchini, 1 kleine Zwiebel, 4 EL Rapsöl, ¼ l Gemüsebrühe, 10 reife Kirschtomaten, einige Stängel frische Glattpetersilie, 2 Putenschnitzel (max. 150 g), Kräutersalz, schwarzer Pfeffer, 2 EL Sesamsalz

▪ Die Zucchini waschen und zu Spaghetti verarbeiten. Die Zwiebel würfeln und im Öl andünsten. Zucchinispaghetti und etwas Gemüsebrühe dazugeben und unter ständigem Rühren andünsten. Tomaten waschen, halbieren und gegen Ende der Garzeit dazugeben. Petersilie waschen, hacken und darüber streuen. Die Putenschnitzel würzen und nicht zu stark anbraten.

Herbst (mit Säureanteil)

Rote-Bete-Spaghetti mit Putenschnitzel und Kresse

Zutaten wie im Sommer. Anstatt Zucchini und Kirschtomaten: 1 große Rote Bete. Zusätzlich: 1 Schälchen Kresse

▪ Rote Bete waschen, schälen und zu Spaghetti verarbeiten – am besten mit Handschuhen. Kresse vor dem Servieren darüber verteilen.

Winter (mit Säureanteil)

Navettenspaghetti mit Lammfilet

Zutaten wie im Frühling. Anstatt Kohlrabi: 3 kleine Navets-Rübchen

▪ Navets waschen, schälen und zu Spaghetti verarbeiten.

▪ Das Fleisch mit Pfeffer, Kräutersalz und den Kräutern einreiben. Mit dem Rosmarin im Olivenöl rosa anbraten.

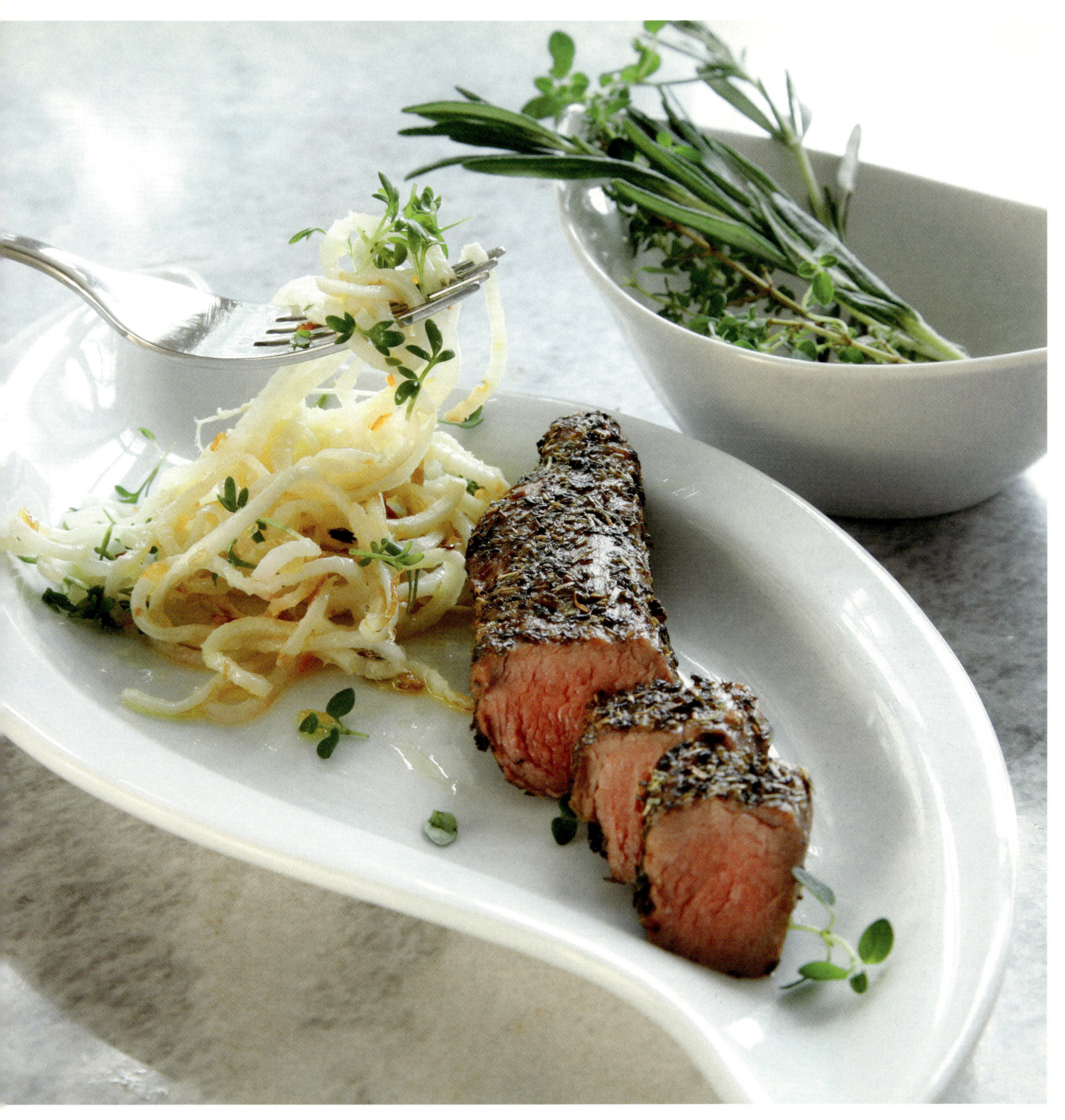

Ganzjähriges Grundrezept: rein basisch

Kartoffel-Fenchel-Gemüse

2	kleine Fenchelknollen
6 –8	kleine festkochende Kartoffeln
3	Stängel Glattpetersilie
2 EL	Sesam- oder Sonnenblumenöl
2 EL	Sesamsalz
1 TL	Mandelmus oder einige Mandelblättchen

▪ Fenchel waschen, die äußeren Blätter entfernen und die Knolle halbieren. Kartoffeln waschen und halbieren. Fenchel auf die eine Seite, Kartoffeln auf die andere Seite des Gemüsedämpfersiebes geben, 8 bis 10 Min. garen.

▪ Petersilie waschen, hacken und mit dem Sesamöl, dem Sesamsalz und dem Mandelmus mischen und die Kartoffeln darin wälzen. Die Fenchelhälften auf einem Teller anrichten und die Petersilienkartoffeln darübergeben.

Frühling

Staudensellerie mit Kartoffeln und Rukola

2 große Kartoffeln, 3 Stängel Staudensellerie, 1 Hand voll Rukola, 3 EL Sonnenblumenöl, 2 EL Sesamsalz, etwas frisch gemahlener schwarzer Pfeffer

▪ Die Kartoffeln waschen, schälen und in 2 –3 cm große Würfel schneiden. Sellerie putzen, waschen, in feine Scheibchen schneiden und mit den Kartoffeln im Gemüsedämpfer garen. Rukola waschen und abtropfen lassen. Rukola im Öl vorsichtig erwärmen. Die Gewürze dazugeben und mit dem Kartoffel-Sellerie-Gemüse vermischen.

Sommer

Auberginen mit Kartoffeln und Basilikum

1 große Kartoffel, 1 mittelgroße Aubergine, 1 kleine Zwiebel, einige Blätter Basilikum, 3 EL Olivenöl, einige schwarze ungefärbte Oliven, Kräutersalz, frisch gemahlener schwarzer Pfeffer

▪ Kartoffel waschen, schälen und in kleine Würfel schneiden. Aubergine waschen, putzen und in 3 cm dicke Scheiben schneiden. Die Zwiebel sehr fein würfeln, Basilikum waschen. Zwiebeln im Olivenöl glasig dünsten. Die Auberginenstücke und die Kartoffeln dazugeben und dünsten – evtl. mit etwas Wasser ablöschen. Oliven und Basilikum dazugeben, mit Kräutersalz und Pfeffer würzen.

Herbst

Kartoffel-Mangold-Pfanne mit Schwarzkümmel

2 große Kartoffeln, 2 Lauchzwiebeln, 1 kleiner Mangold, 3 EL Rapsöl, 2 TL Schwarzkümmelsamen, 2 EL Sesamsalz, etwas frisch gemahlener schwarzer Pfeffer

▪ Kartoffeln waschen, schälen und in kleine Würfel schneiden. Die Lauchzwiebeln waschen, putzen und in feine Ringe schneiden. Die Mangoldblätter waschen und in feine Streifen schneiden. Lauchzwiebeln im Öl glasig dünsten. Mangold und Kartoffeln dazugeben und unter Rühren andünsten. Mit etwas Wasser ablöschen. Schwarzkümmel untermischen und mit Pfeffer und Sesamsalz abschmecken.

Winter

Kartoffelcremesuppe

6 große Kartoffeln, 2 mittelgroße Karotten, 1 Zwiebel, 2 EL Sonnenblumenöl, 1 l Gemüsebrühe (aus 1 Würfel Gemüsebrühe), 2 EL Sesamsalz, 1 Pr. Muskat, ⅓ Schälchen Kresse

▪ Die Kartoffeln waschen, schälen und vierteln. Die Karotten waschen, bürsten und in grobe Stücke schneiden. Die Zwiebel sehr klein schneiden und im Öl mit den Gewürzen glasig dünsten. Die Kartoffel- und Karottenstücke dazugeben und mit der Gemüsebrühe ablöschen. 15 bis 20 Min. kochen lassen, anschließend pürieren. Die Kresse abschneiden und über der Suppe verteilen.

Schnelle rein basische Kartoffelrezepte

Diese Rezepte eignen sich vor allem für abends, wenn es schnell gehen soll und Ihr Magen vor Hunger rebelliert. Wenn Sie berufstätig sind, bietet es sich an, dass Sie immer einige gekochte Kartoffeln im Kühlschrank bereit halten. Die können Sie abends binnen Minuten in etwas Öl oder Butter anwärmen und nach Belieben mit Kräutern, Sesam oder anderen passenden Zutaten verfeinern. Am besten schmecken Kartoffeln natürlich, wenn sie frisch gekocht sind – als Pellkartoffeln beispielsweise. Auch diese sind, besonders wenn Sie kleine Kartoffeln verwenden, in wenigen Minuten gar. War Ihr Tag heute nicht so basisch? Dann greifen Sie abends am besten auf ein schnelles Kartoffelgericht zurück.

Pellkartoffeln mit Avocado-Zitronenmelissen-Creme

10 mittelgroße Kartoffeln (Sorte Quarta), 2 reife Avocados, einige Blättchen Zitronenmelisse, Saft ½ Zitrone, 1 TL Sesamsalz, frisch gemahlener schwarzer Pfeffer

Die Kartoffeln waschen und mit der Schale im Gemüsedämpfer garen. Avocado schälen, entkernen und mit der Gabel zerdrücken. Zitronenmelisse waschen und klein hacken. Zusammen mit den Gewürzen und dem Zitronensaft unter die Avocado mischen. Die Kartoffeln kurz vor dem Verzehr schälen.

Tipp: Zitronenmelisse erhalten Sie bereits im zeitigen Frühjahr auf den Wochenmärkten als Topfpflanze. Sie gedeiht wunderbar auf dem Balkon. Wenn Sie einen Garten haben, dann sollten Sie maximal einen Topf mit Zitronenmelisse auspflanzen, denn sie vermehrt sich rasend schnell – sieht aber hübsch aus.

Pellkartoffeln mit Olivencreme

10 mittelgroße Kartoffeln, 1 Glas Olivencreme (von verschiedenen Bioanbietern und in italienischen Feinkostgeschäften)

Die Kartoffeln waschen und mit der Schale im Gemüsedämpfer garen – dauert nur wenige Minuten. Die Kartoffeln schälen, halbieren und die Olivencreme darüberstreichen.

Sesamkartoffeln mit Glattpetersilie

10 mittelgroße Kartoffeln, 1 Handvoll Glattpetersilie, 2 EL Sesamöl, 1 EL Sesamsalz, frisch gemahlener schwarzer Pfeffer

Die Kartoffeln waschen und mit oder ohne Schale im Gemüsedämpfer garen. Die gekochten Kartoffeln schälen und in Schnitze schneiden. Die Glattpetersilie waschen, abtropfen lassen und mit dem Wiegemesser klein hacken. Das Sesamöl vorsichtig erhitzen und die Kartoffelschnitze darin schwenken. Mit Sesamsalz und schwarzem Pfeffer würzen und servieren.

Kartoffel-Zwiebelgemüse

10 mittelgroße fest kochende Kartoffeln, 2 Zwiebeln, 3 EL Sonnenblumenöl, 1 EL Sesamsalz, etwas frisch gemahlener schwarzer Pfeffer.

Die Kartoffeln mit der Schale im Gemüsedämpfer garen. Die Kartoffeln schälen und der Länge nach in dünne Schnitze schneiden. Die Zwiebeln schälen, in Ringe schneiden, im erhitzten Sonnenblumenöl leicht braun werden lassen und die Gewürze dazugeben. Die Kartoffelschnitze kurz dazugeben und in der Zwiebel-Öl-Mischung wälzen.

Tipp: Pellkartoffeln schmecken auch lecker mit Rucolapesto, mit Basilikumpesto oder mit Paprikacreme. Gibt es in Bioläden und Reformhäusern fertig zu kaufen.

Grundrezept: rein basisch

Karotten mit jungem Spinat

4	kleine Karotten
1	kleine Zwiebel
250 g	junger Spinat
2 EL	Sonnenblumenöl
	frisch gemahlener schwarzer Pfeffer
	etwas Kurkuma
½	Gemüsebrühwürfel
1 EL	Sesamsalz

▌ Die Karotten mit der Gemüsebürste unter fließendem Wasser abbürsten, waschen und in 1–1,5 cm breite Stifte schneiden. Die Zwiebel schälen und fein würfeln. Den Spinat waschen und putzen.

▌ Die Zwiebel im Öl vorsichtig andünsten. Karotten dazugeben, kurz erhitzen, den ½ Gemüsebrühwürfel in etwas Wasser auflösen und das Gemüse damit ablöschen. Die klein gezupften Spinatblätter dazugeben und alles noch einige Minuten bei mittlerer Hitze dünsten.

Frühling (mit Säureanteil)

Quinotto mit Karotten und jungem Spinat

▌ Sie fügen hinzu: 250 g Quinoa, ½ l Gemüsebrühe (aus 1½ Gemüsebrühwürfeln), 2 Stängel Glattpetersilie

▌ Das Karotten-Spinat-Gemüse nach Rezept zubereiten. Quinoa in der Gemüsebrühe etwa 10 Min. kochen, von der Kochstelle nehmen und 10–15 Min. nachquellen lassen. Petersilie waschen, hacken und gegen Ende der Garzeit dazugeben. Quinoa mit dem Gemüse vermischen und servieren.

Tipp: Schmeckt auch kalt als Quinoasalat ganz lecker.

Sommer (mit Säureanteil)

Hirsotto mit Karotten und jungem Spinat

▌ anstatt Quinoa: 250 g Hirse (Zubereitung wie Quinoa)

▌ Das Karotten-Spinat-Gemüse nach Rezept zubereiten. Hirse in der Gemüsebrühe etwa 10 Min. kochen, von der Kochstelle nehmen und 10–15 Min. nachquellen lassen. Petersilie waschen, hacken und gegen Ende der Garzeit dazugeben. Hirse mit dem Gemüse vermischen und servieren.

Herbst (mit Säureanteil)

Polenta mit Karotten und jungem Spinat

▌ Sie fügen hinzu: 250 g Maisgrieß für Polenta, einige Stängel Glattpetersilie, ½ l Gemüsebrühe (aus 1 Gemüsebrühwürfel).

▌ Karotten und Spinat nach Rezept zubereiten. Maisgrieß und Petersilie in die kochende Brühe geben und 5 Min. auf niedriger Stufe kochen lassen. Danach von der Kochstelle nehmen und 20 Min. nachquellen lassen. Polenta in zwei kleine Puddingformen füllen, auf Teller stürzen und das Gemüse über dem Polentapudding verteilen.

Winter (mit Säureanteil)

Basmatirisotto mit Karotten und jungem Spinat

▌ anstatt Quinoa: 250 g Vollkornbasmatireis

▌ Karotten und Spinat nach Rezept zubereiten. Reis in Gemüsebrühe etwa 35 Min. auf niedriger Stufe kochen lassen. Die Petersilie gegen Ende der Garzeit zum Reis geben. Den noch einige Minuten nachquellen lassen. Den Reis in zwei kleine Formen füllen, auf Teller stürzen und das Gemüse darum verteilen.

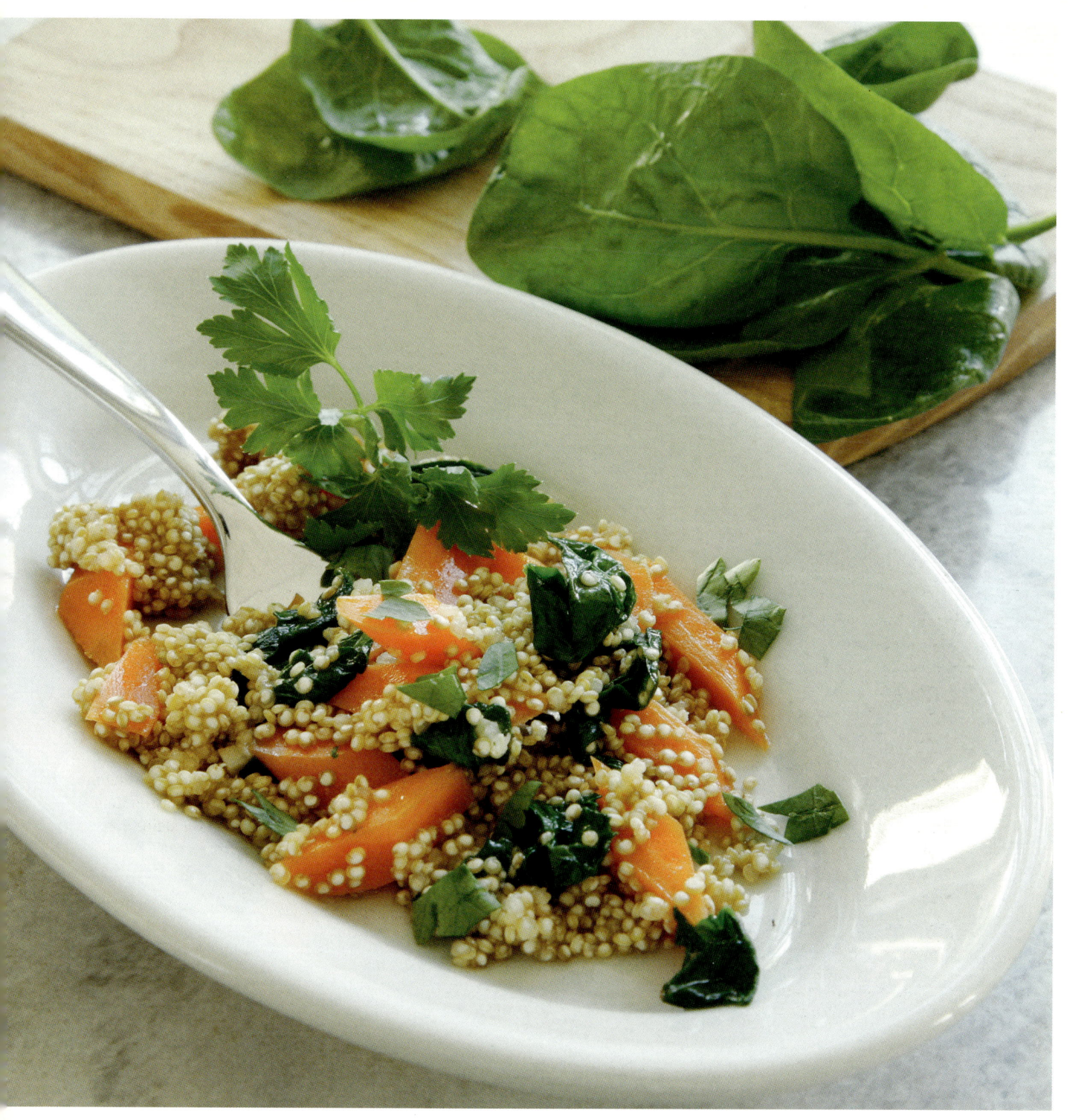

Ganzjähriges Grundrezept: rein basisch

Lauchgemüse mit Kräuterseitlingen

3	kleine Stangen Lauch
2	Stängel Glattpetersilie
2 EL	Sonnenblumenöl
½	Tasse Gemüsebrühe (aus ½ Gemüsebrühwürfel)
1 EL	Sesamsalz
1 Pr.	Bockshornkleesamen, gemahlen
	frisch gemahlener schwarzer Pfeffer
200 g	Kräuterseitlinge

▌ Die Lauchstangen putzen, gut waschen und in feine Ringe schneiden. Die Petersilie waschen und klein schneiden. Den Lauch leicht im Öl andünsten und mit der Gemüsebrühe ablöschen. Mit Sesamsalz, Bockshornklee und Pfeffer würzen.

▌ Die Kräuterseitlinge mit Küchenkrepp abreiben und in dünne Scheiben schneiden, zum Lauchgemüse geben und zusammen mit der Petersilie noch einige Minuten dünsten.

Frühling (mit Säureanteil)

... mit Tofu

▌ Sie fügen hinzu:
  100 g Tofu
▌ Das Lauchgemüse mit Kräuterseitlingen nach Rezept zubereiten. Den Tofu in kleine Streifen schneiden und gegen Ende der Garzeit zum Lauchgemüse geben.

Sommer (mit Säureanteil)

... mit Kichererbsen (braucht Vorbereitungszeit)

▌ Sie fügen hinzu:
  200 g Kichererbsen
▌ Das Lauchgemüse mit Kräuterseitlingen nach Rezept zubereiten. Die Kichererbsen über Nacht in Wasser einweichen und am nächsten Tag in Wasser etwa 1 Stunde kochen. Das Wasser abschütten und die Kichererbsen unter das Lauchgemüse mischen.

Herbst (mit Säureanteil)

... mit Belugalinsen

▌ Sie fügen hinzu:
  1 Tasse Belugalinsen, etwas Kräutersalz
▌ Das Lauchgemüse mit Kräuterseitlingen nach Rezept zubereiten. Die Linsen waschen, abtropfen lassen und in drei Tassen Wasser 20 bis 30 Min. köcheln lassen. Am Ende der Garzeit das Kräutersalz dazugeben. Das Lauchgemüse über die Linsen geben.

Winter (mit Säureanteil)

... mit Champagnerlinsen

▌ Sie fügen hinzu:
  1 Tasse rote Linsen, 1 TL Kräutersalz
▌ Das Lauchgemüse nach Rezept zubereiten. Die Linsen waschen, abtropfen lassen und in drei Tassen Wasser 20 bis 30 Min. auf niedriger Stufe kochen lassen. Am Ende der Garzeit das Kräutersalz dazugeben.

Kleine Warenkunde: Belugalinsen

Es gibt zahlreiche Linsenarten in allen Farben. Als Belugalinsen bezeichnet man kleine schwarze Linsen, die einen besonders würzig-aromatischen Geschmack haben, weshalb sie auch als »Kaviar« der Linsen bezeichnet werden. In Gourmetküchen wurden sie in den letzten Jahren wiederentdeckt und erfahren derzeit eine kleine Renaissance.

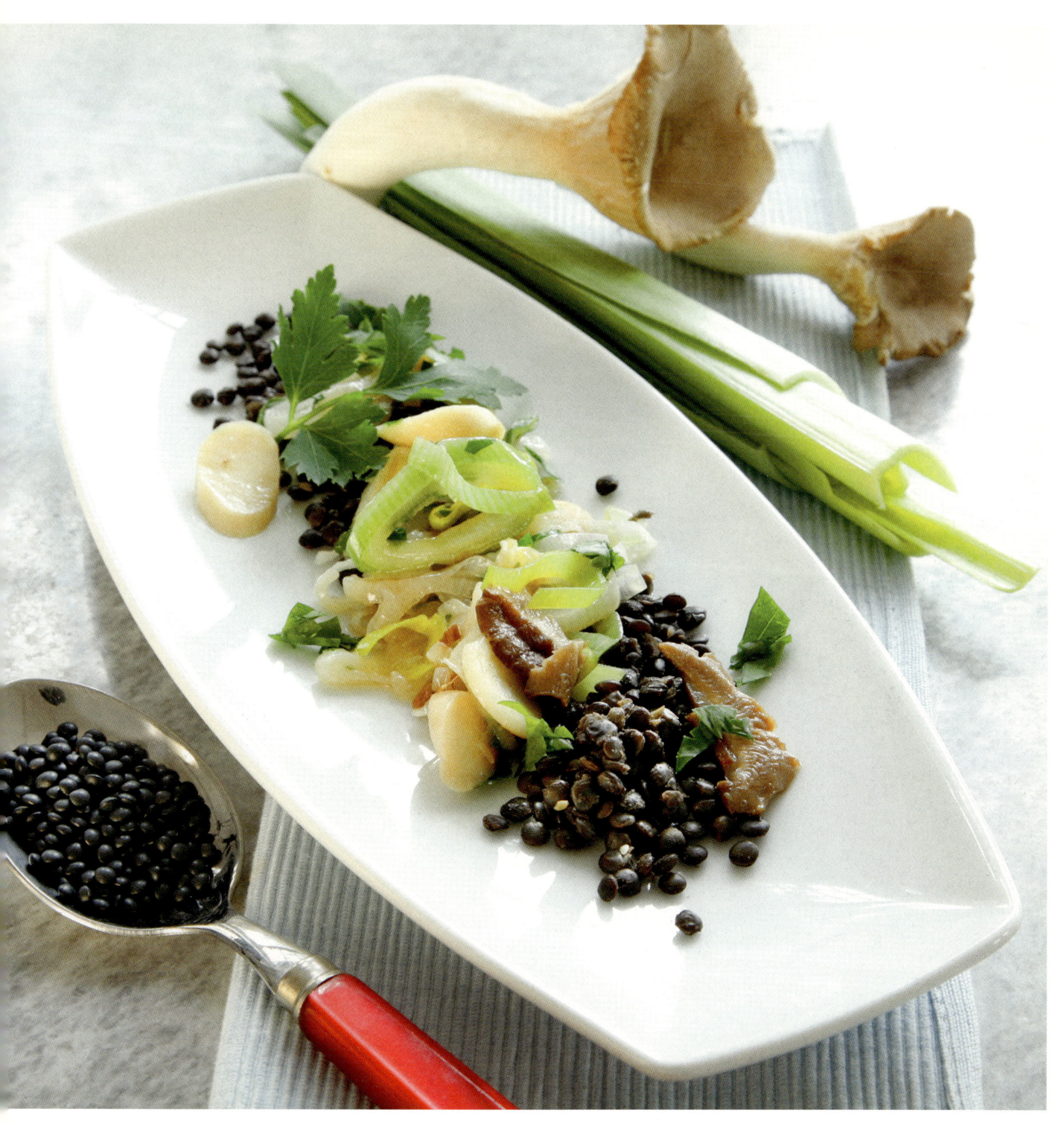

Die besten rein basischen Kürbisrezepte für Herbst und Winter

Antipasti mit Kürbis und Zucchini

1 kleiner Futsu black (wahlweise 1 kleiner Hokkaido),
1 Zucchini, 1 Handvoll schwarze Oliven, 4 EL Olivenöl,
1 EL Sesamsalz, frisch gemahlener schwarzer Pfeffer

- Den Kürbis waschen, den Stiel abschneiden und die Kerne mit einem Löffel herausschälen. Den unteren Teil des Futsu black abschneiden. Den Kürbis der Länge nach in 2,5 – 3 cm dicke Scheiben schneiden.
- Zucchini waschen, putzen und in dünne Scheiben schneiden. Das Olivenöl erhitzen und Kürbis und Zucchini vorsichtig anbraten, bis beides gar ist. Mit Sesamöl und Pfeffer würzen und servieren.

Tipp: Futsu black ist ein Kürbis, der wie Hokkaido mit der Schale verzehrt werden kann. Er sieht ziemlich hässlich und unscheinbar aus, hat aber das ultimative Kürbis-aroma.

Hokkaido, gebraten mit Zwiebeln

1 kleiner Hokkaido, 1 mittelgroße Zwiebel,
2 EL Kürbiskernöl, 1 EL Sesamsalz

- Den Hokkaido waschen, den Stiel abschneiden und die Kerne mit einem Löffel herausschälen. Den unteren Teil des Hokkaido abschneiden und den Kürbis der Länge nach in 2,5 – 3 cm dicke Scheiben schneiden.
- Die Zwiebel schälen und in Streifen schneiden. Das Kürbiskernöl vorsichtig erhitzen und die Zwiebeln zusammen mit dem Kürbis anbraten, bis er gar ist. Mit Sesamsalz bestreuen und servieren.

Kürbis-Mangold-Pfanne mit frischen Walnüssen

1 kleiner Mangold (oder 1 Handvoll Spinat), 1 kleiner Hokkaido-Kürbis, 1 kleine Zwiebel, 2 EL Kürbiskernöl oder Sonnenblumenöl, einige frische Walnüsse, Sesamsalz, weißer Pfeffer, etwas Piment, etwas Kurkuma

- Den Mangold waschen, putzen und in Streifen schneiden. Den Hokkaido waschen, den Stiel abschneiden und die Kerne mit einem Löffel herausschälen. Kürbis in kleine Streifen schneiden.
- Die Zwiebel schälen, klein schneiden und im erhitzten Kürbiskernöl vorsichtig andünsten. Kürbis dazugeben und unter ständigem Rühren 15 – 20 Min. andünsten. Mangold nach etwa 5 Min. dazugeben und unter Rühren andünsten. Die Walnüsse aus der Schale nehmen, in Stücke brechen und unter das Gemüse rühren.

Antipasti aus Butternut

1 kleiner Butternut, 2 EL Rapsöl, 1 EL Sesamsalz

- Den Kürbis waschen, den Stiel abschneiden, die Schale entfernen und die Kerne mit einem Löffel herausschälen. Das Kürbisfleisch in 2,5 – 3 cm dicke Scheiben schneiden. Kürbisscheiben im Öl vorsichtig anbraten, bis er gar ist. Mit Sesamsalz bestreuen und servieren.

Tipp: Butternut ist ein Kürbis von extrem gutem Aroma. Er sieht mit seinem leuchtenden Orange sehr appetitlich aus.

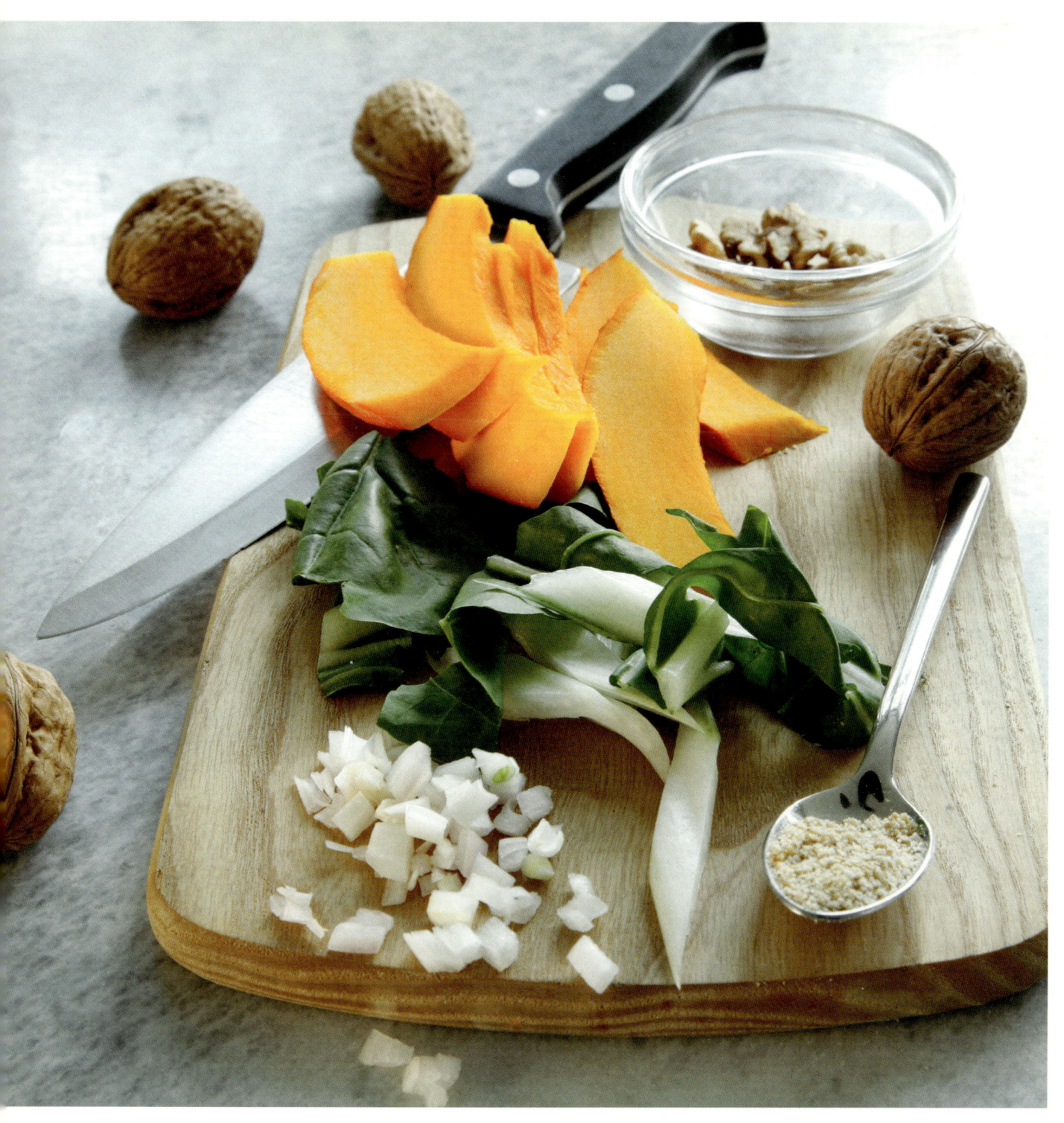

Rezeptverzeichnis

Liebe Leserin, lieber Leser,
hat Ihnen dieses Buch weitergeholfen? Für Anregungen, Kritik, aber auch für Lob sind wir offen. So können wir in Zukunft noch besser auf Ihre Wünsche eingehen. Schreiben Sie uns, denn Ihre Meinung zählt!
Ihr TRIAS Verlag

E-Mail Leserservice: heike.schmid@medizinverlage.de

Adresse:
Lektorat TRIAS Verlag, Postfach 30 05 04,
70445 Stuttgart, Fax: 0711/8931-748

Bibliografische Information der Deutschen Nationalbibliothek
Die Deutsche Nationalbibliothek verzeichnet diese Publikation in der Deutschen Nationalbibliografie; detaillierte bibliografische Daten sind im Internet über http://dnb.d-nb.de abrufbar.

Programmplanung: Dr. Elvira Weißmann-Orzlowski, Julia Reichmann
Redaktion und Bildredaktion: Anja Fleischhauer

Umschlaggestaltung und Layout:
CYCLUS · Visuelle Kommunikation, Stuttgart

Bildnachweis Wacker: Basenfasten
Umschlagfoto: Chris Meier, Stuttgart
Abbildungen im Innenteil:
Dynamic Graphics: S. 113; Frank Kleinbach, Stuttgart: S. 79; Chris Meier, Stuttgart: S. 3, 4, 5, 6, 14, 22, 28, 33, 34, 35, 36, 37, 38, 44, 47, 52, 55, 56, 59, 65, 68, 72, 74, 75, 77, 81, 85, 87, 89, 91, 92, 95, 97, 98, 101, 103, 107, 111, 115, 119, 121, 123, 127, 129, 131; Photo Alto: S. 9, 40; Photo Nonstop: S. 67; Shotshop: S. 18; Fridhelm Volk, Stuttgart: S. 109
Zeichnung S. 60: Christine Lackner, Ittlingen

1. Auflage

© 2010 TRIAS Verlag in MVS Medizinverlage Stuttgart GmbH & Co. KG
Oswald-Hesse-Straße 50, 70469 Stuttgart

Printed in Germany

Satz: Ziegler und Müller, text form files, Kirchentellinsfurt
gesetzt in (Satzsystem): APP (3B2), V.9
Druck: Offizin Andersen Nexö Leipzig GmbH, Zwenkau

Gedruckt auf chlorfrei gebleichtem Papier

ISBN 978-3-8304-2284-6   1 2 3   4   5   6

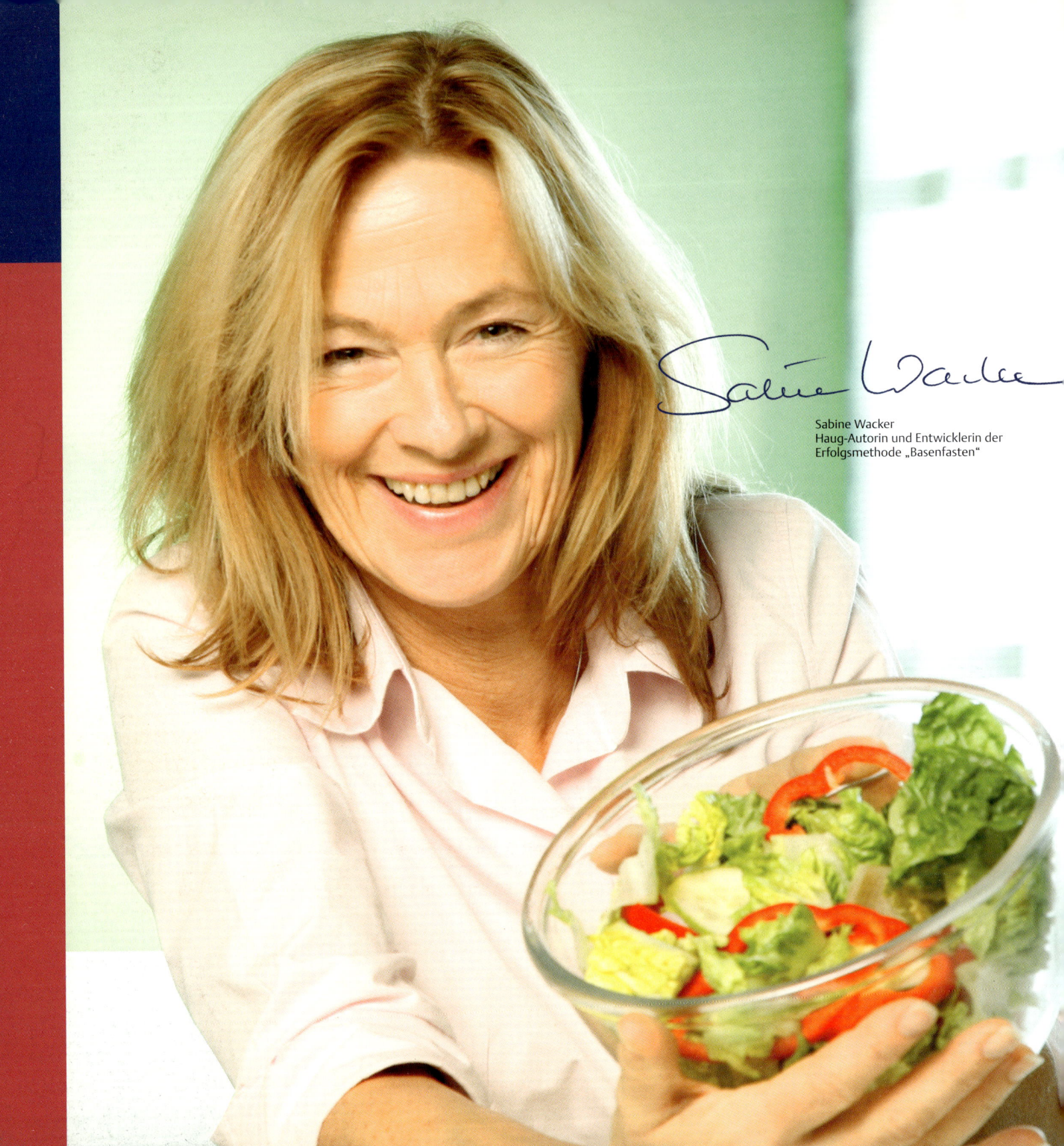

Sabine Wacker
Haug-Autorin und Entwicklerin der
Erfolgsmethode „Basenfasten"

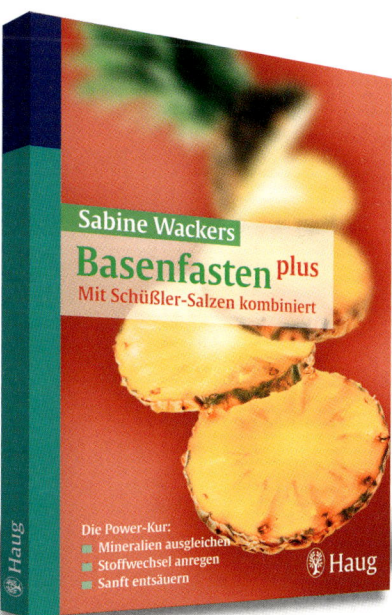
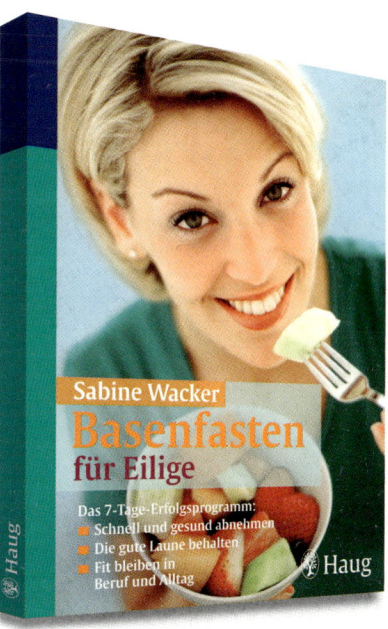
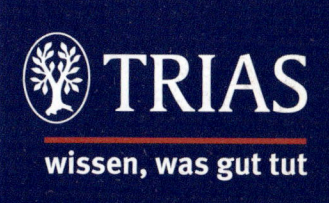